2週間で脳が
生まれ変わり成績アップ!

子どもが天才になる食事

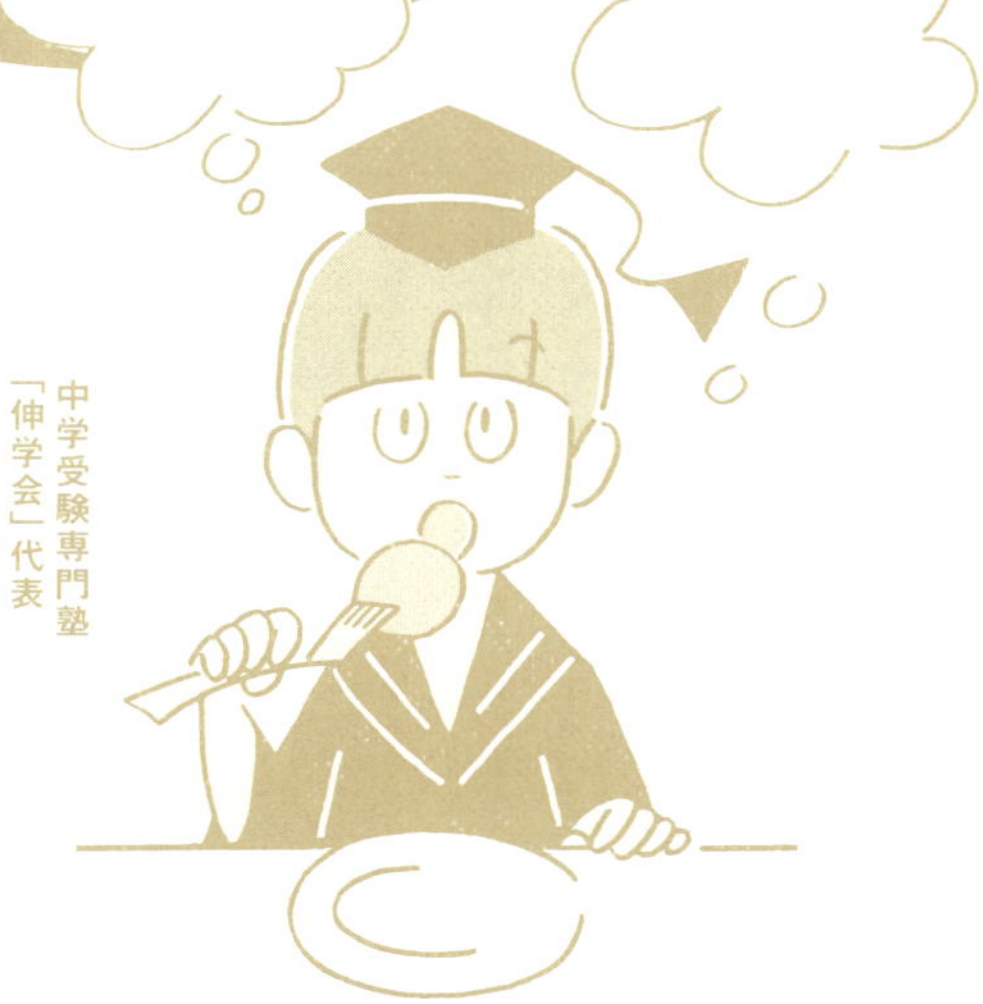

中学受験専門塾「伸学会」代表
菊池洋匡

栄養学イノベーションコミュニティ代表
菊池則公

KADOKAWA

はじめに

子どもには健やかに育ってほしい。これは親御さんに共通する願いですよね？　あなたもきっと、それを願っているのではないでしょうか。

そして、**子どもには成績優秀になってほしい。**これもまた、多くの親御さんに共通する願いでしょう。

これらを両立させる一石二鳥の方法があると言ったら、あなたはどれくらい興味を持ってくれますか？

なぜこんなことを問いかけるかというと、こういった願いと裏腹に、子どもの健康・子どもの学力で悩む方たちがとても多いからです。

これらをまとめて解決するのが本書の目的です。

子どもを健康にして、なおかつ成績を上げる、そんな方法をお教えします。それが、

「食事」を見直すことです。

食事が健康に与える影響について、疑問を持つ方はいないでしょう。しかし、それが成績にも影響することは意外に思う方もいるかもしれません。**大いに関係がある**のです。

脳が正常に働いていない状態では、勉強しても理解できませんし、テストのときにも問題が解けません。そして、悪い食事をしてしまうことで、脳は容易にその正常な働きを失ってしまうのです。

例えば、Ｐａｒｔ２で詳述していますが、ハーバード大学のフィリップ・グランジャン博士の論文によると、**食べ物に含まれる、ある種の重金属や農薬は、子どものＩＱの低下をもたらしている**そうです。

その論文の前書きには、こうありました。

「自閉症スペクトラム障害および注意欠陥多動性障害の有病率は世界中で増加しているようです。脳機能の無症状減少は、これらの神経行動発達障害よりもさらに一般的です。これらの障害はすべて深刻な結果をもたらす可能性があります。生活の質を低下させ、学業成績を低下させ、行動を妨害し、社会全体の福祉と生産性に重大な結果をもたらします」

（＊Philippe Grandjean, Neurobehavioural effects of developmental toxicity 10.1016/s1474-4422(13)70278-3）

ＩＱの低下も「脳機能の無症状減少」に含まれるでしょう。頭の働きがにぶってＩＱが5や10下がっても、それは病気や障害の「症状」としては認識されません。きっと親も本人も、ＩＱが低下していることに気づかないでしょう。

しかし、学業成績は確実に低下します。

ですから、**成績をアップさせるためには、脳を正常に働かせる良い食事について知ってもらう必要がある――**。そう考えたことが、教育者である私（菊池洋匡）が「学力と食事」をテーマにした本書を執筆しようと思った理由です。

成績を上げるためには、効率の良い勉強のやり方で、人一倍たくさん勉強することが必要です。

私は科学的な根拠に基づくそれらの方法を、さまざまな書籍・研究論文を読んで学び、自塾で実践してきました。それにより、**他塾ではなかなかやる気になれなかった子たち、成績が上がらなかった子たちを急成長させてきました。**

また、その方法を本にまとめて出版もしました。「勉強を楽しくする方法」をまとめた1冊目の著書は、出版から約1年が経つ現在で第7版まで増刷を重ね、現在も売れ続けています。

そして、「効率の良い勉強法」をまとめた2冊目の著書は、出版後に即重版となりました。拙著が多くの皆様に支持されていることをうれしく思います。

本書は、それに続く3冊目の著書です。

これまでの著書のテーマが、塾の先生が書く本として正統派だったのに対して、今回は少し違った角度からのアプローチになります。しかし、これまでの2冊以上に、子どもの学力アップのために役立つ情報をお伝えできると思っています。

本書の最大の特長は、**保護者がすぐに実践できる**ことです。

子どもを勉強好きにさせることや、子どもに効率の良い正しい勉強法をやらせることと、健康的なごはんを食べさせることと、**どちらが簡単でしょうか？** 間違いなく、健康的な食事をさせることでしょう。

想像してみてください。

正しい勉強法を子どもに教えたら、子どもはすぐにその通りにしてくれそうですか？　式や図をノートにちゃんと書かなかったり、答えは合っているのに字が汚くてバツにされたり、そういった明らかな問題点を矯正するだけでも苦労している親御さんが多いはずです。**子どもの行動を変えるのは大変**ですよね。

それに比べれば、食事を健康的なものに変えていくのは、親自身ができることというだけでもずいぶん楽でしょう。

しかも、本書には、効果絶大な食事改善のポイントを3つに絞ってまとめました。

その3つのポイントとは、**「腸の炎症」「血糖値」「頭の良くなる栄養」**です。

それらのポイントに沿って、どんなご家庭でも、今すぐに始められる方法を盛り込んでいます。

そして、**楽なうえに効果はバツグンです。**

これまで食事にあまり気を使ってこなかったご家庭ほど、ちょっと意識して食事を変えるだけで大きな変化を実感できるでしょう。
早ければ１～２週間で違いが表れるはずです。普通に勉強をしていて、１～２週間で成績が急に上がることなど、なかなか無いですよね。

しかし、前述のように、悪い食事をしていて脳が正常に働いていない状態から、良い食事に変えて脳が正常な働きを取り戻せば、１～２週間で成績が変わることも不思議なことではありません。

それはあたかも、**私たち大人が、お酒にほろ酔いだったのが醒《さ》めたかのような変化**です。テストの点数がどれくらい変わるかを想像してみてください。簡単さと、それによる効果の大きさがイメージできたら、ぜひ今日から取り組んでみてください。

本書は、６つのパートによる構成になっています。

Ｐａｒｔ１～５は、共著者である弟・菊池則公が担当しました。菊池則公は、宮澤賢史医師が主宰する「分子栄養学実践講座」の特別認定講師を務める、栄養学のエキスパートです。子どもの能力を奪う「毒メシ」と、子どもの能力を取り戻す「受かるメシ」について、各章でお伝えしています。

Ｐａｒｔ４では、受験フードアドバイザーの中原麻衣子さんと、管理栄養士の松尾瑞穂さんに、「子どもの頭が良くなる簡単レシピ」をご紹介いただいています。自宅で手軽にできる料理ですので、ぜひご家庭で作ってみてください。

Ｐａｒｔ６は私（菊池洋匡）が担当し、食事を通して賢い子どもを育てるヒントについて書きました。また、各章にところどころ入っている生徒の受験と食事のエピソードも、私が担当した部分があります。

巻末には、監修の宮澤賢史医師からのメッセージを収載しました。

この本は多くの方たちの協力によって、無事に完成させることができました。この場を借りてお礼を述べさせていただきます。ありがとうございました。

本書が、あなたのお子さんが持って生まれた「天才」を取り戻すのにお役に立つことを願っています。

２０２０年初夏

菊池洋匡

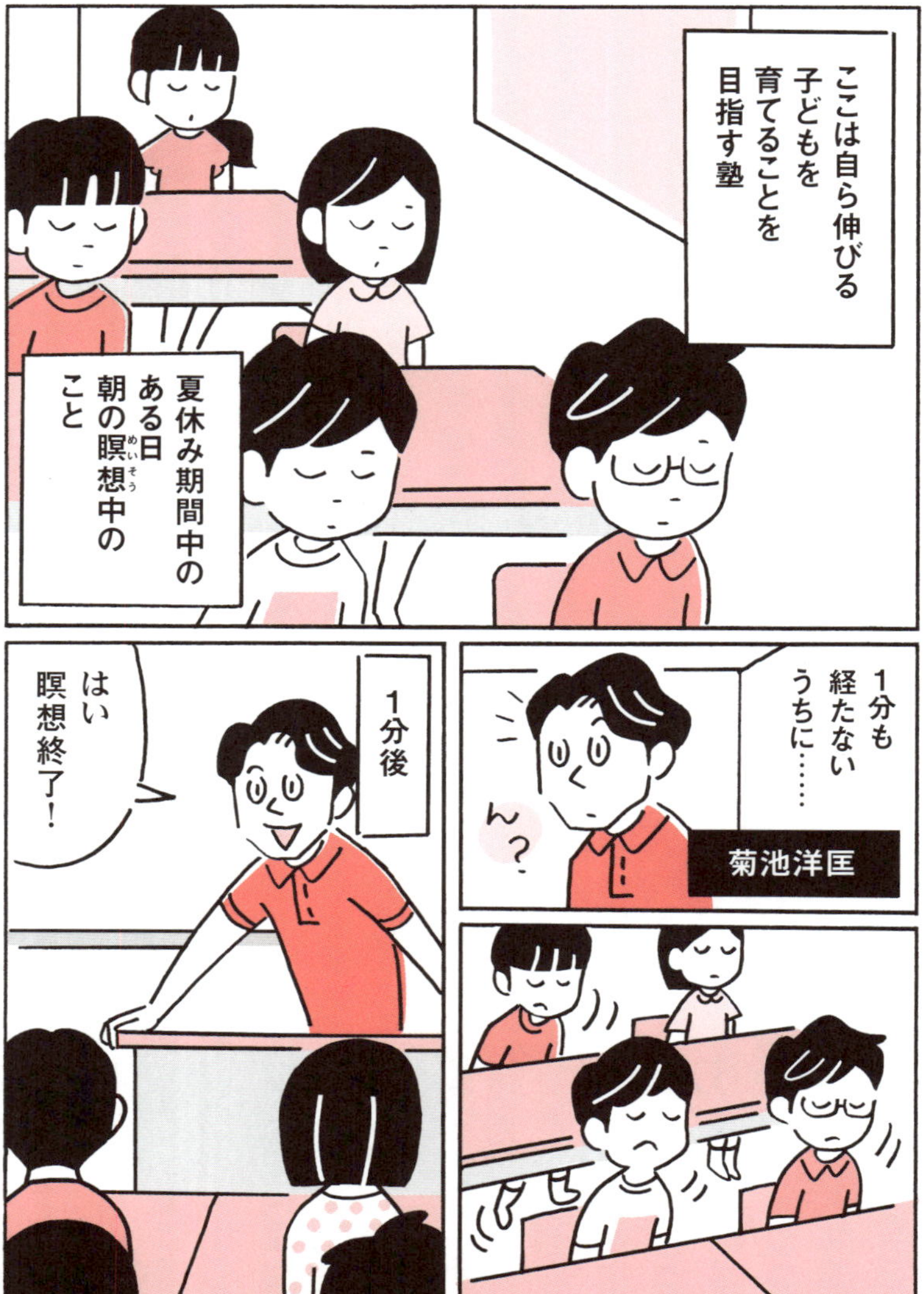
ここは自ら伸びる子どもを育てることを目指す塾
夏休み期間中のある日朝の瞑想《めいそう》中のこと
1分も経たないうちに……
ん？
菊池洋匡
1分後
はい瞑想終了！

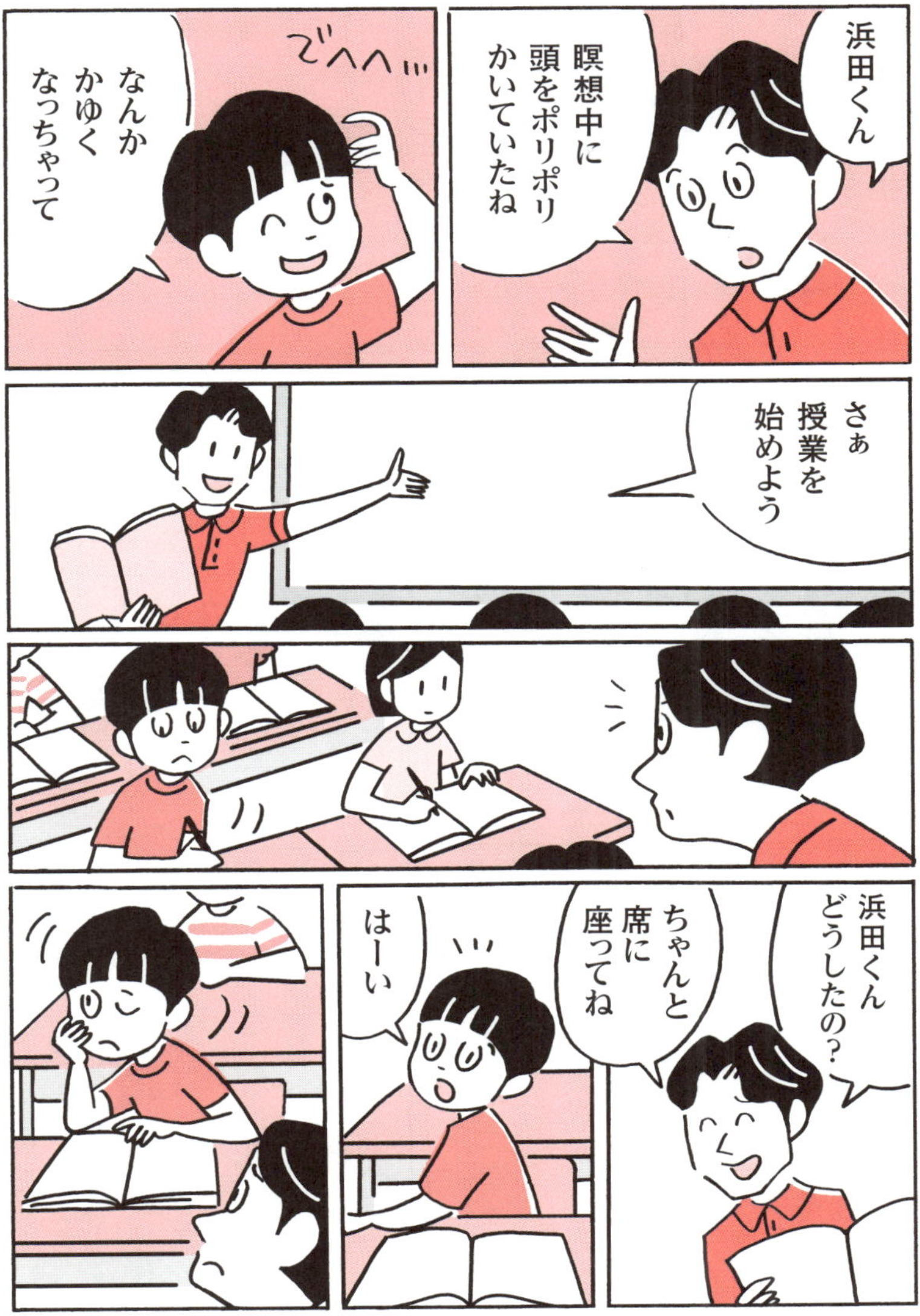
浜田くん
瞑想中に頭をポリポリかいていたね
でへへ
なんかかゆくなっちゃって
さぁ授業を始めよう
浜田くんどうしたの？
ちゃんと席に座ってね
はーい

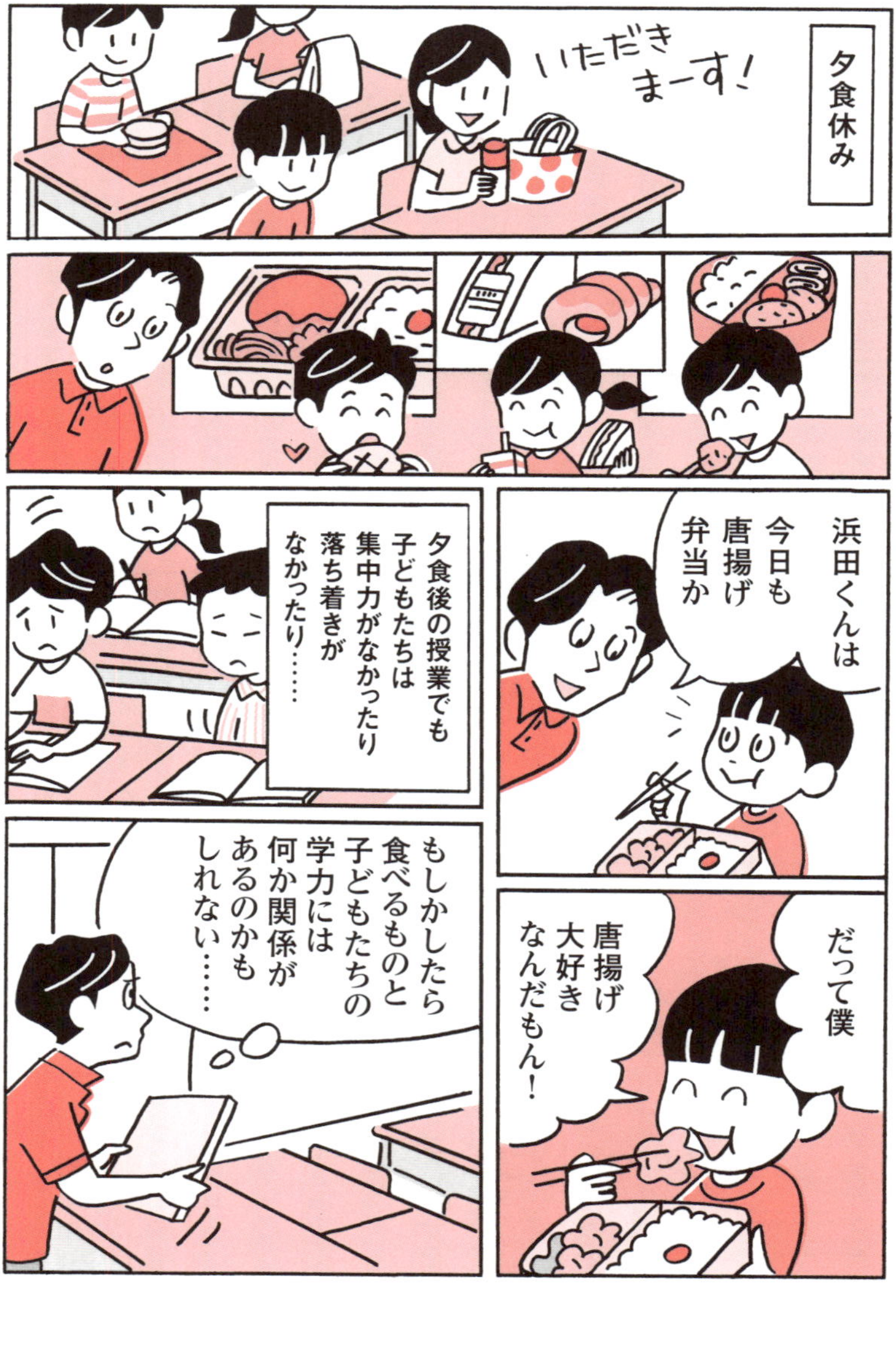
夕食休み
いただきまーす！
浜田くんは今日も唐揚げ弁当か
夕食後の授業でも子どもたちは集中力がなかったり落ち着きがなかったり……
だって僕唐揚げ大好きなんだもん！
もしかしたら食べるものと子どもたちの学力には何か関係があるのかもしれない……

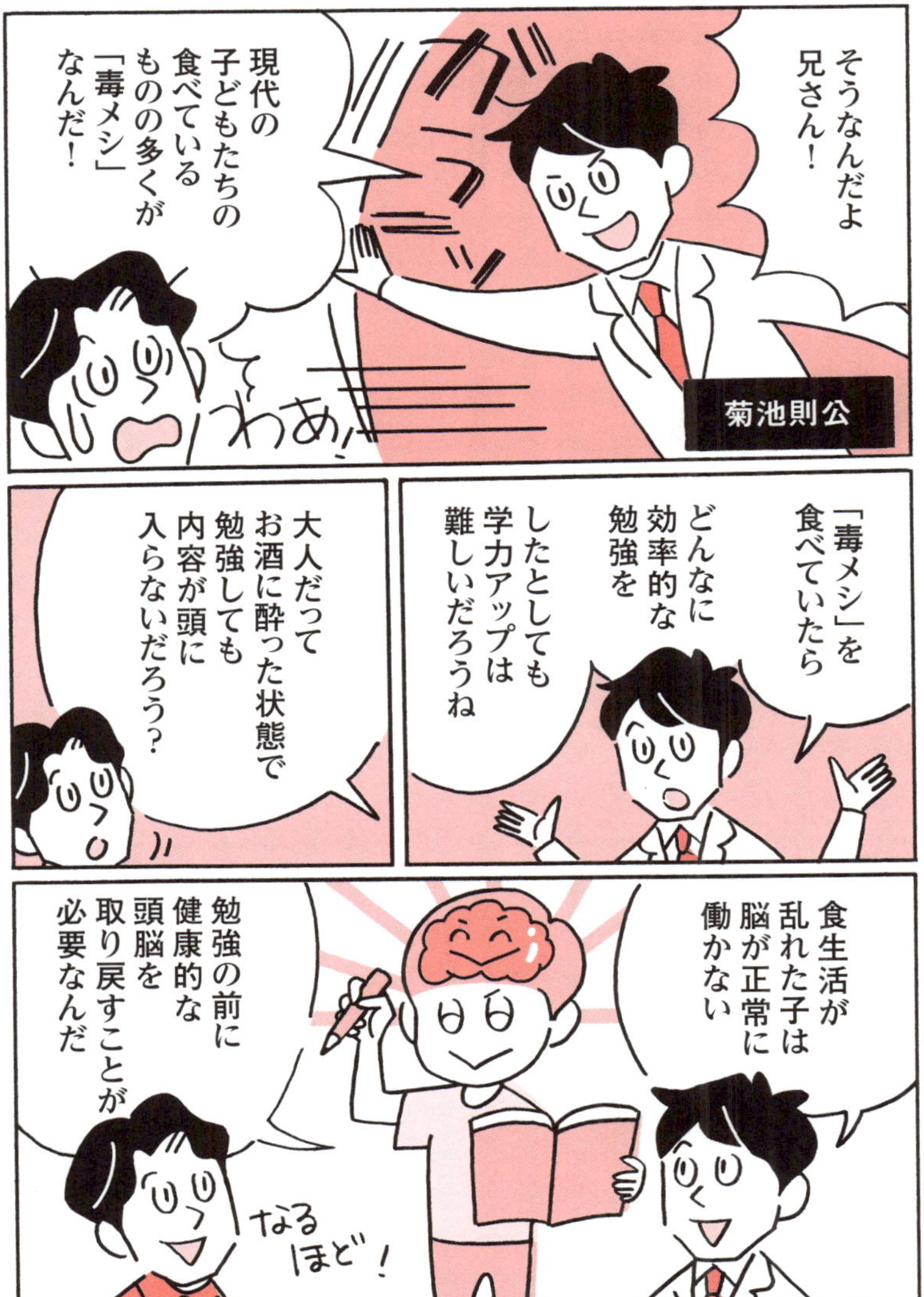

そうなんだよ兄さん！
ガーン
現代の子どもたちの食べているものの多くが「毒メシ」なんだ！
わあ！
菊池則公
「毒メシ」を食べていたらどんなに効率的な勉強をしたとしても学力アップは難しいだろうね
大人だってお酒に酔った状態で勉強しても内容が頭に入らないだろう？
食生活が乱れた子は脳が正常に働かない
勉強の前に健康的な頭脳を取り戻すことが必要なんだ
なるほど！

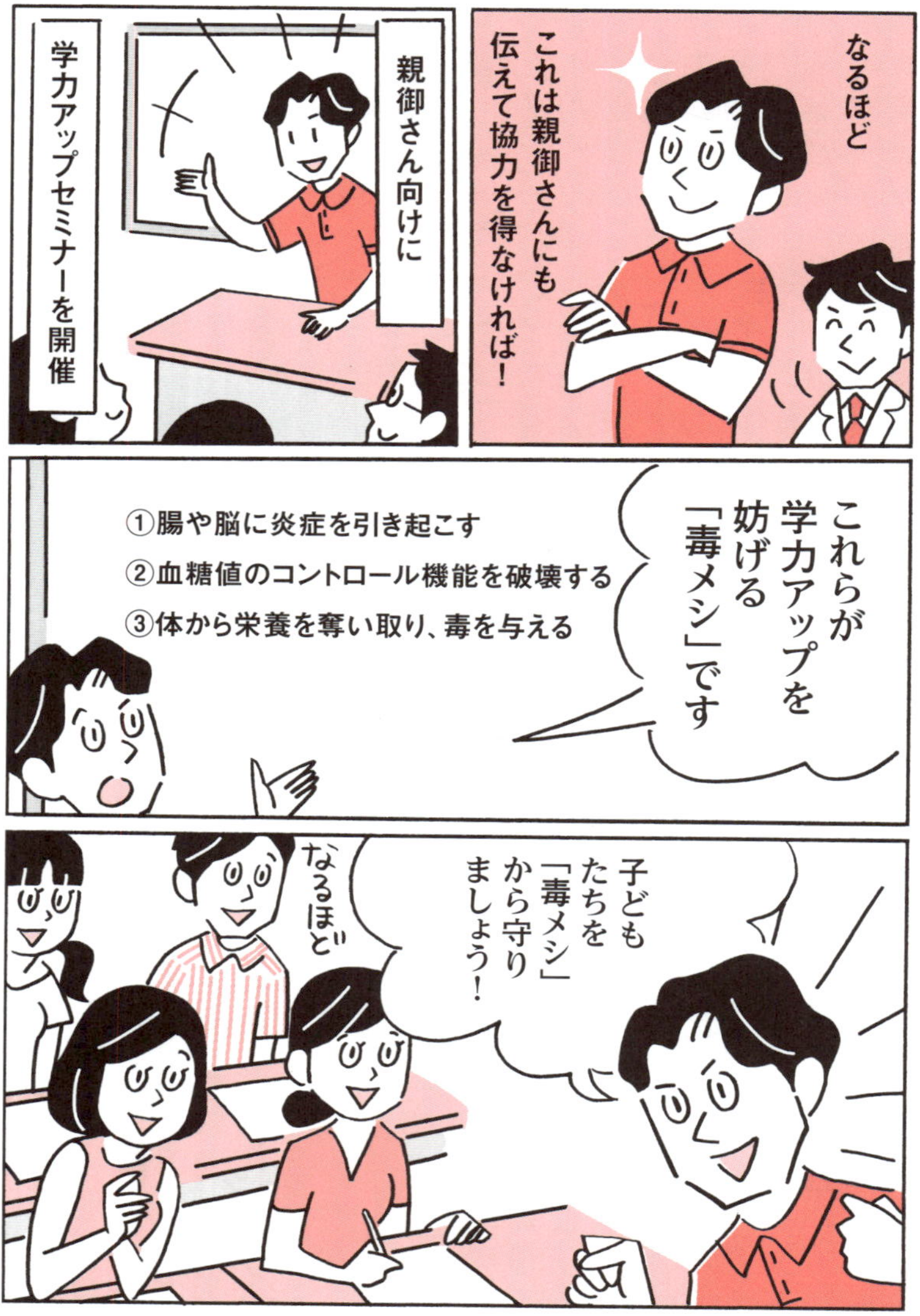
なるほど
これは親御さんにも伝えて協力を得なければ！
親御さん向けに
学力アップセミナーを開催
これらが学力アップを妨げる「毒メシ」です
①腸や脳に炎症を引き起こす
②血糖値のコントロール機能を破壊する
③体から栄養を奪い取り、毒を与える
子どもたちを「毒メシ」から守りましょう！
なるほど

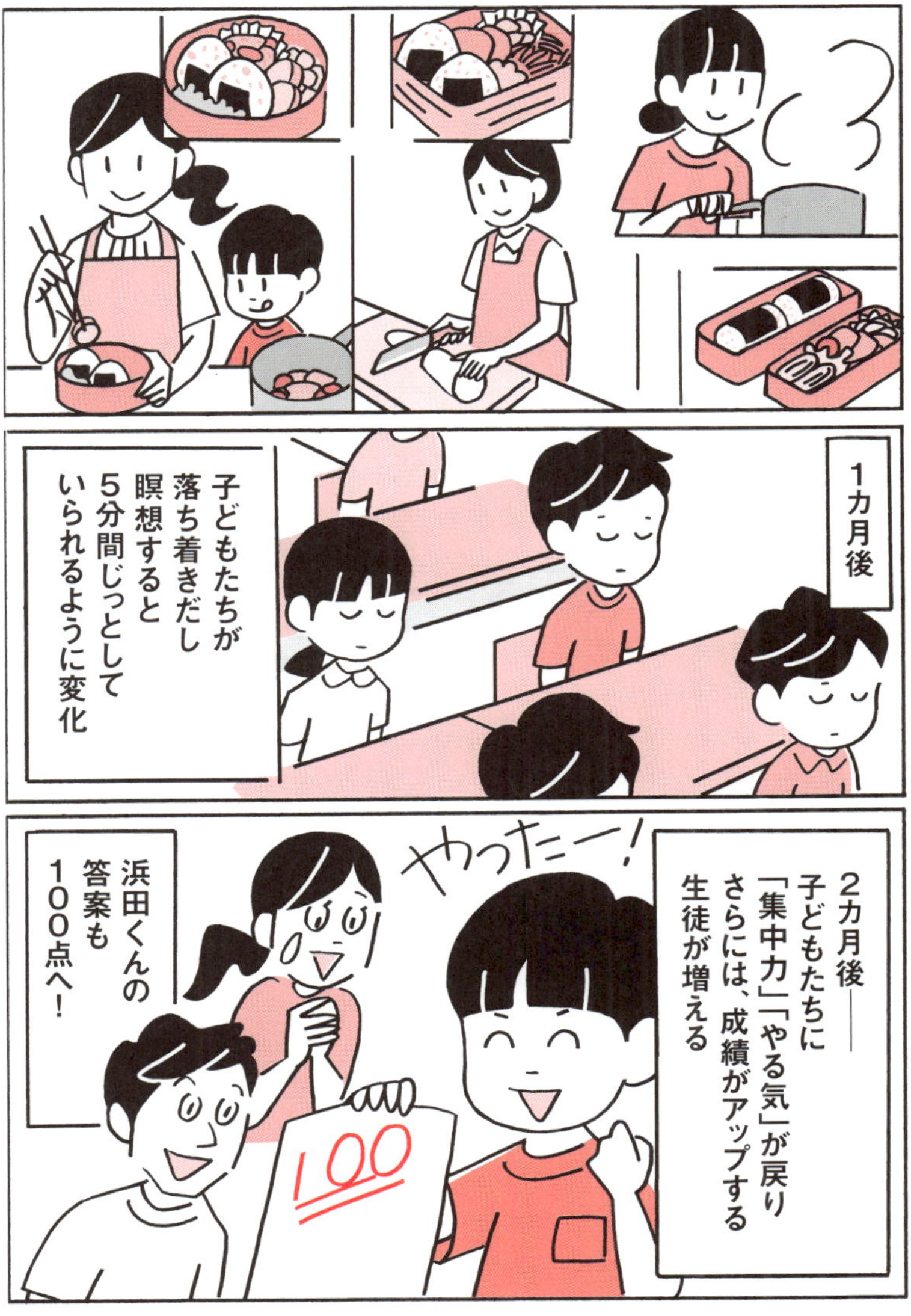
1カ月後
子どもたちが落ち着きだし瞑想すると5分間じっとしていられるように変化
2カ月後――子どもたちに「集中力」「やる気」が戻りさらには、成績がアップする生徒が増える
やったー!
浜田くんの答案も100点へ!
100

Part 2

「毒メシ」が子どもの能力を奪い取る

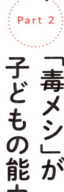

Part 3 才能をぐんぐん伸ばす「受かるメシ」とは?

受かるメシ 3

Part 4

子どもの頭が良くなる!10分簡単レシピ

Part 5

朝・昼・晩の食事改善テクニック

Part 6

「食」を通じて賢い子を育てるヒント

装丁・本文デザイン……ソウルデザイン
本文DTP……荒木香樹
装画・マンガ・本文イラスト……福田玲子
レシピ考案&撮影……中原麻衣子、松尾瑞穂
出版協力……株式会社天才工場 吉田 浩
編集協力……株式会社AISAI 早川 愛
校正……東 貞夫
編集……河村伸治

Part 1

学力は15歳までの「食」で決まる

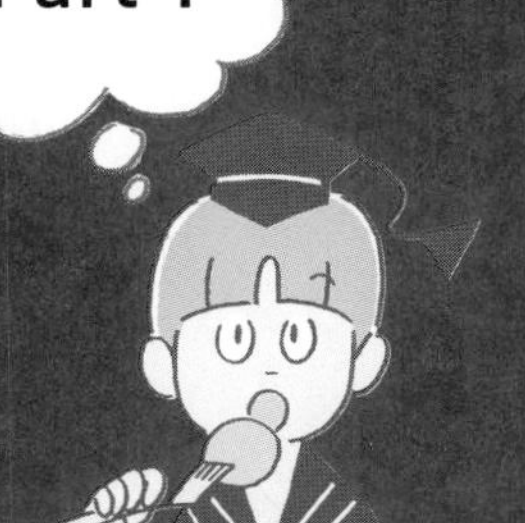

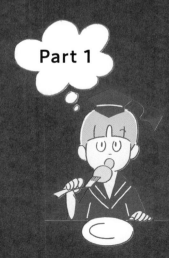

コンビニスイーツをやめて志望校に合格！

小学6年生の秋。ある女の子が、3カ月後に中学受験を控えていました。いくら一生懸命に勉強をしても成績は上がらず、本人も、親御さんも毎日イライラするばかり。

塾の帰りには、「今日も頑張った～」と言って、**コンビニで大好物のスイーツを買って、その場でペロリと食べるというのが日課**だったそうです。

お母さんへは常に反抗的な態度を取り、罵声を飛ばしてくることもしばしば。でも**「受験のストレスが溜まっているのだから仕方ない」「大好きなスイーツがその解消になるだろう」と思い、与え続けていた**といいます。

スイーツを食べた後の30分程度はご機嫌に勉強するのですが、すぐに集中力がなくなり、またイライラ。口の中は口内炎がいっぱいで、いつも「痛い、痛い」と訴えていました。

口の中の症状はいっこうに治らず、心配した親御さんが娘さんを連れて当院にやってきました。そこで私（菊池則公）は、普段の食生活を詳細にお聞きし、すぐに次の2つのことをお願いしました。

1つが、**「コンビニのスイーツをやめること」**、そして**「分子栄養学（後述）に基づく食事改善をすること」**です。

絶対に志望校に合格したいという強い思いがあったからでしょう。その子は、中学受験が終わるまでコンビニスイーツは食べないと決め、即実行。お母さんも、私のアドバイスをもとに少しずつ食事を見直していってくれました。

すると、2週間もしないうちに、ひどかった口内炎がみるみる消え、さらに、1カ月後には、パンパンに膨張していた顔がすっきり。体もぐっと引き締まってきました。気持ちも穏やかになり、勉強に集中できる時間が長くなったといいます。

そして徐々に成績も上がり、**志望校に合格することができた**そうです。

このようなご報告をいただき、私はとてもうれしくなりました。

このほかにも、多くのお子さんが食事改善によって本来持っている能力を取り戻し、それぞれの夢を実現していっています。

兄（菊池洋匡）が経営する伸学会では、食事改善によって多くの子どもが集中力の向上、学力アップを果たしています。

麻布中学や武蔵中学など、名門校の合格をつかんだご家庭は、学力を支えるごはん・お弁当をしっかりと作っている傾向も見られるようです（Part5で紹介）。

子どもの能力は15歳までの食べ物で決まる

子どもの学力をアップさせたい。

能力を最大に開花させてあげたい。

生まれ持った才能を取り戻してほしい。

これらは、多くの親御さんの共通の悩みであり、希望ですよね。

私も小学生と幼児の2人の子どもを持つ親として、同様の思いを抱いているので、よく理解できます。そんな思いがあるからこそ、より良い塾や学校に行かせたいと考えたり、習い事をさせようと考えたりするのだろうと思います。

ところが、どんなに良いカリキュラムや環境、指導力に優れた先生に子どもをゆだねても、そして、本人が一生懸命にやろうと思っても、一番大切なことが抜けていれば、学力アップも能力開花も、残念ながらおぼつかないでしょう。

その大切なこととは、**「お子さんが何を食べているか」**です。

特に、**15歳までに何を食べるかが学力をはじめとする能力に大きく関係します。**なぜなら、人間の脳や体の土台は、15歳くらいまでに出来上がってしまうからです。

米国の医学者であるスキャモンが発表した体の4つの発育パターン（スキャモンの発育曲線）によると、人の体の各部位は大きく4つの分野に分かれ、それぞれ別のスピードで成長していきます。

脳の発達は6歳くらいまでの時期が特に著しく、その重量は3歳までに60％、6歳までには成人の90％以上に達します。さまざまな脳の機能の中でも、指先の器用さやリズム感など神経系（神経型）の発達は、6歳くらいまでにほぼ完成します。さらに、身長や体重（一般型）も、この頃までに伸びていきます。

6歳以降は、脳以外の部位が著しく成長していきます。強い体をつくる免疫系（リンパ型）は、6歳くらいから急上昇し、12歳くらいにピークになります。

14歳くらいからは、人体を支える骨が急成長し、身長が著しく伸びます。さらに、生殖器（生殖型）も発育し始めます。

その後も体は成長し続けますが、**脳、身長や体重、骨、生殖器など極めて大事な体の部位の基礎が出来上がるのが15歳**という年齢なのです。

「健全な精神は、健全な肉体に宿る」ということわざがあります。

「健全な精神」には、学力アップにつながる集中力や忍耐力、自制心等が含まれるでしょう。それらの能力は、しっかりした肉体という土台があってはじめて向上が期待できるものです。

いくら「やる気があればできる」とか「集中すればできる」といっても、その気力を生み出す体が整っていなければ、やる気も集中力も出ないのは当然のこと。そし

スキャモンの発育曲線

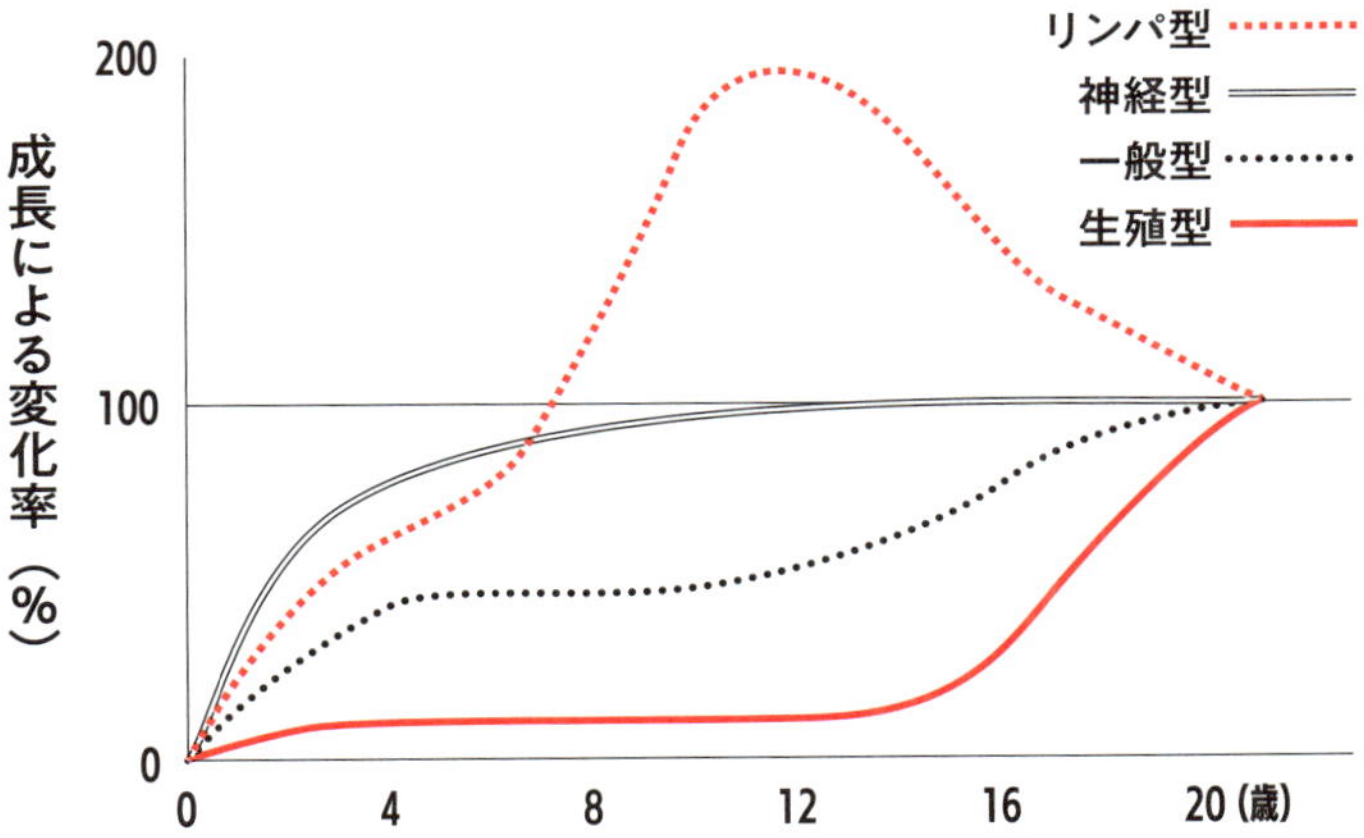

て、しっかりとした体になるかどうかを決定する大きな要因が、間違いなく「食べ物」なのです。

「食べ物が成長に大切なのは当たり前だ」と思われるかもしれません。

しかし、普段の食生活を細かくお聞きしてみると、食の重要性を本当に認識している方はほとんどいないのではないか、というのが私の実感です。

また、来院される親子や栄養セミナーに参加される塾生の親御さんに食と学力の関係についてお話ししたときも、皆さん「知らなかった！」と大変驚かれました。

残念ながら、あまりにも知らなすぎるのが現状です。

皆さんが考えている以上に、食べるものは、お子さんの学力・能力に多大な影響を与えます。そのことをもっと知っていただきたいと思っています。

「疑似発達障害」の子が増えている

文部科学省のデータによれば、近年、発達障害の疑いがある子が増えています。

発達障害には、ＡＤＨＤ（注意欠陥多動性障害）、ＡＳＤ（自閉症スペクトラム障害、アスペルガー症候群）、ＬＤ（学習障害）などがあり、症状は広範囲にわたります。

例えば、**集中力が続かなかったり、衝動性が強かったり、対人関係が苦手で他の人とうまくコミュニケーションが取れなかったりといった症状**です。

症状の強さは強かったり弱かったりさまざまですが、脳機能の障害が原因でこうした症状が現れ、生活や学習に著しい困難をきたすと発達障害と診断されます。

もちろん勉強に集中できなかったり、多動行動が見られたりするお子さんがすべて

発達障害の疑いのある児童生徒数

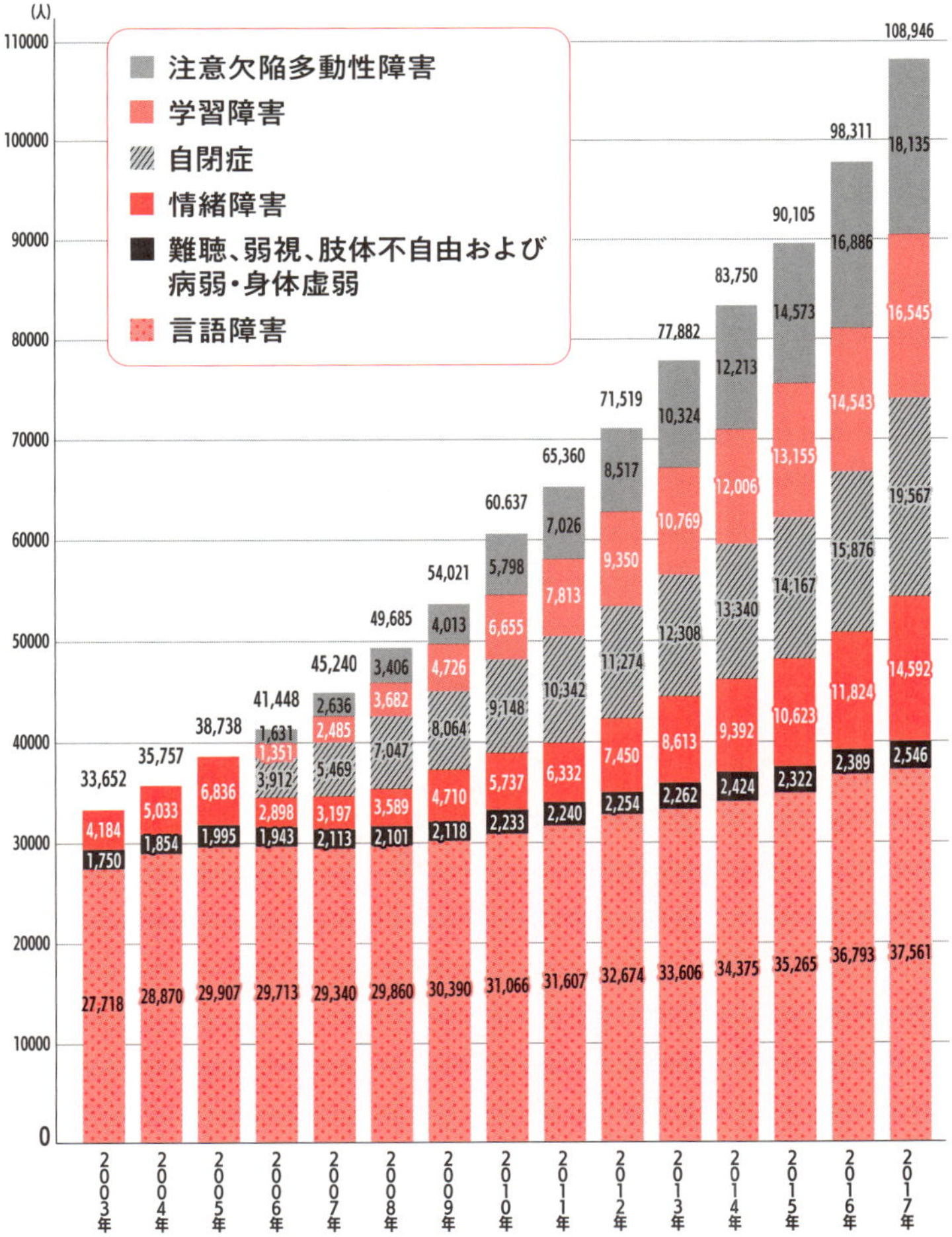

※文部科学省：平成29年度「通級による指導実施状況調査（公立小・中学校合計）」より

脳機能の障害を抱えているというわけではありません。まだ小さいお子さんは、多かれ少なかれ、そういうものです。

しかし、年相応なレベルよりも極端に落ち着きがない、成長が遅いというのであれば、それは脳機能の障害が原因かもしれません。

「うちの子、ちょっと普通とは違うかも」

子どもたちの体と心の状態に、そんな不安を抱えている親御さんは少なくありません。そうした親御さんが、お子さんを連れて、私の治療院にもやってきます。

落ち着きがなく、1分たりともじっとしていられない子。顔色が悪く、話をかけても無表情で反応がにぶい子。本人も頑張りたいと思っているものの、集中できない子など。子どもたち自身も苦しんでいるようです。

そうした子どもたちは、生まれつきの要因で「発達障害」である子もいますが、後天的な環境要因で「発達障害」の症状が見られる子もいます。

この本では後者のような、後天的な要因で発達障害の症状が見られる子を**「疑似発達障害」**と呼ぶことにします。

発達障害の原因はまだ解明されておらず、遺伝的な要因がどのくらい寄与し、環境的要因がどのくらい寄与しているかもわかりません。両者が複雑に絡み合っているだろうといわれています。

そもそも原因がわかっていないのですから、正確にいえば、発達障害は原因が何であるかは関係ありません。結果的に脳の機能に障害があり、生活や学習が困難な状態であれば発達障害と診断されます。

ただ、この本では便宜上、後天的な環境要因による影響が強い発達障害を、良好な環境であれば発症しなかったであろうという意味を込めて、「疑似発達障害」と呼んでいます。

本書の冒頭のマンガで登場した塾の子どもたちは、「疑似発達障害」の一例として描きました。この塾（伸学会）では、学力を伸ばすために、科学的に根拠のあるさまざまな取り組みをしています。

「瞑想」がその1つです。瞑想は、脳の前頭前野の働きを活発にさせ、集中力や記憶力がアップするなどの効果が期待できます。

この瞑想をしている間、たった数分間という短い時間さえも、目をつぶってじっとしていることができない状態の子どもたち。**このような落ち着きがなく集中力もない状態では、授業で習ったことを理解して吸収できるはずもありません**よね。

これは学習塾だけでなく、学校の現場でも同様でしょう。

子どもたちが先生の指示を聞かず、勝手なことをして学級が機能しない「学級崩壊」も、この後天的な要因による「疑似発達障害」を持つ子どもたちの増加と深く関係していると考えられます。

体に吸収される栄養が足りていない！

では、「疑似発達障害」の要因とはいったい何なのでしょうか？　さまざまありますが、多くの子どもたちに共通することがあります。

それは、**「体に吸収される栄養が足りていない」**ということです。

当院では、鍼灸《しんきゅう》などの施術のほかに、「分子栄養学」をベースにした栄養療法を積極的に取り入れています。そして、当院に来る「発達障害」に該当しそうな症状を抱えた子たちに対しても、日頃の食生活をヒアリングし、栄養療法を施しています。すると、多くの子は情動のコントロールが上手になり、集中力もアップし、生き生きとした表情を取り戻していきます。

栄養状態を改善することで症状が治るということは、原因は「体に吸収される栄養が足りていなかった」という後天的なもので、まさに「疑似発達障害」だったということです。

「分子栄養学」とは、体内に吸収される栄養が分子レベルでどのように体や脳に作用するのかを研究する学問です。

私が最初に分子栄養学に興味を持ったきっかけは、うつ症状の大人の患者さんに、鍼灸などの治療をしても改善しないことが多く、思い悩んでいたことでした。さまざまなアプローチを試みた結果、最終的に行きついたのが「分子栄養学」でした。

分子栄養学を学べば学ぶほど、そして、この療法で患者さんを治療すればするほどに、体の「外側」からの治療だけでなく、「内側」からの根本的な改善が必要不可欠だということを実感していきました。

この栄養療法は、**うつ病などの精神疾患だけでなく、リウマチやアトピーなどの免疫疾患や、不妊症などの症状にも大きな効果が出ています。**

そして、ここ数年では、大人だけでなく、体と心にさまざまな不調を抱えた子どもたちが来院するようになりました。そのような**子どもたちもまた、食事による栄養療法を行うことで、多くが回復していきました。**

本書は、そういった子どもたちにこれまで行ってきた栄養療法の取り組みについて、お伝えするものです。

標準体型や肥満型の子も栄養失調!?

「栄養失調」と聞けば、遠い昔の話、あるいは食べるものに困窮する恵まれない国々の子どもたちの話、というイメージがあるかもしれません。

しかし、**日本を含む先進国でも、多くの子どもたちが栄養失調に陥っています。**

「新型栄養失調」の子どもが増えている

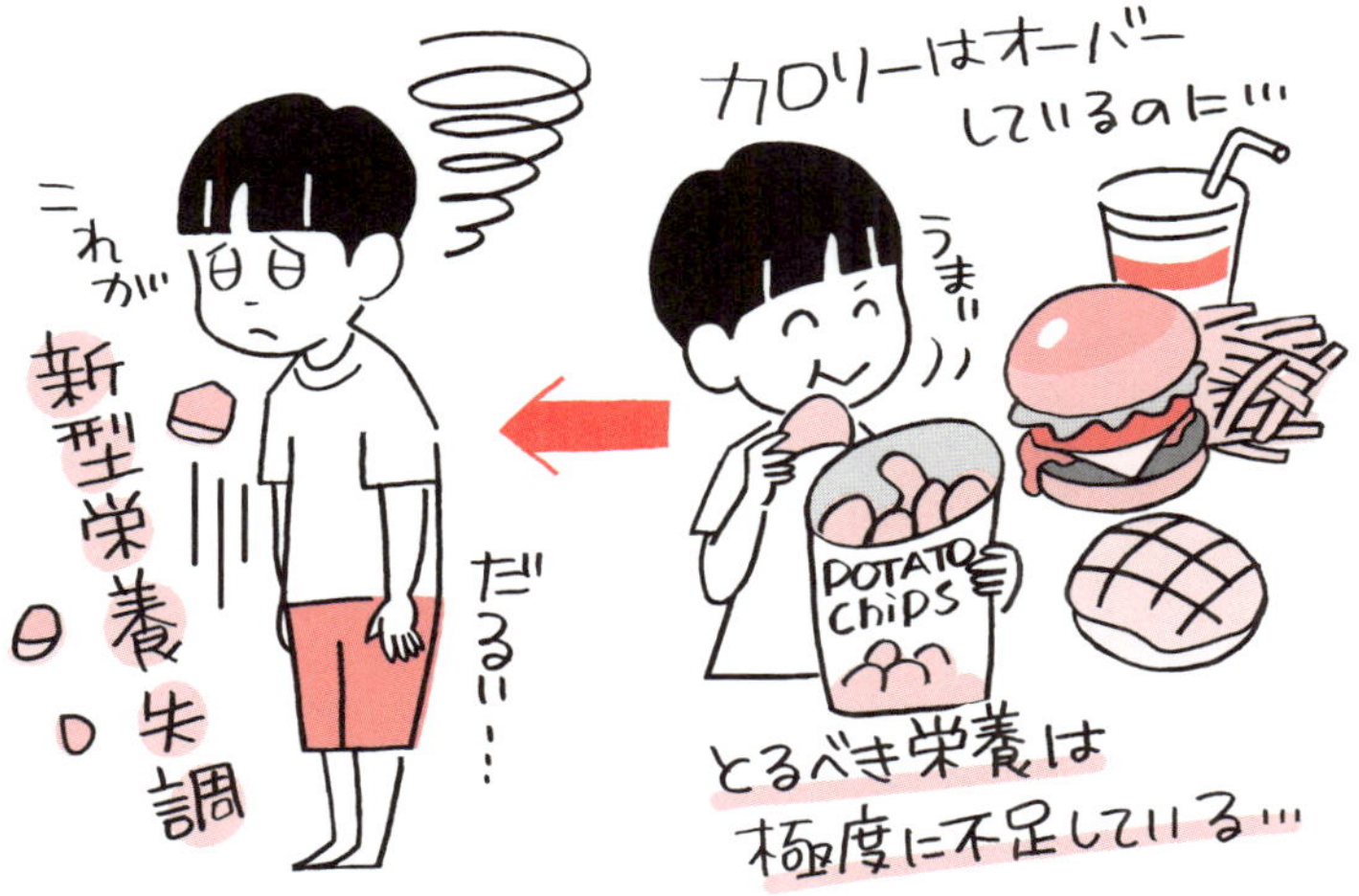

これが
新型栄養失調
だるい…
カロリーはオーバーしているのに
うまー
POTATO Chips
とるべき栄養は極度に不足している…

（＊日本の小中学生の食事状況調査／厚生労働科学研究・研究班　平成27年度）

それは**「新型栄養失調」**と呼ばれる現代型の栄養失調です。パン、菓子、ファストフード、人工調味料が多用された加工食品などを頻繁に食べることによって引き起こされます。

「新型栄養失調」の主な特徴は、**糖質や脂質の過剰摂取によって必要なカロリーはオーバーしているのに、タンパク質やビタミン、ミネラル等の栄養が極度に不足している**ことです。

糖質や脂質の過剰摂取は、高血糖や肥満、糖尿病のリスクを高めます。

成人の糖尿病患者数は、現在３００万人を超え、その予備軍は１０００万人以上ともいわれています。さらにこの背後には、糖尿病予備軍の子どもたちも多くいます。糖尿病になると、血液中のブドウ糖の量をコントロールできなくなって、血管障害をはじめとするさまざまな病気を引き起こします。

子どもがかかった場合は、大人よりもより長い年月、疾患を抱えながら生きていかなければなりません。とても怖いことです。

以前、ある小学4年生の男の子が、お母さんに連れられて当院にやってきました。その子は猫背で、中年太りのおじさんのようにおなかが出ていました。そして、見るからに反応が鈍く、表情も乏しく、目が泳いでいました。

日頃の食生活をお母さんにお聞きすると、**大好物は唐揚げで、なんと2日に1回は塾帰りに購入し、その場で食べてしまう**といいます。

Ｐａｒｔ２で紹介しますが、出来合いの揚げ物には、肥満につながる酸化した悪い油が多く含まれています。このお子さんの場合も、唐揚げを頻繁に食べることが、中年太りのような体型になってしまった要因だと思います。

この子が特別なわけではありません。現在、11歳の子どものうち、肥満児の割合は約10人に1人もいるといわれています。
（＊学校保健統計調査／文部科学省）

一方、栄養失調の子どもたちは、「新型」の肥満児ばかりではありません。必要なカロリーさえも満たされておらず、健全な体の発育がなされていない「昔ながらの」栄養失調が深刻なケースもあります。

さらには、**身長と体重も平均値で、いわゆる「標準」的な子どもであっても栄養が十分でないケースも多く**、一見何も問題がないように見えるため、深刻に扱われていないことが問題になっています。

タンパク質とミネラルが不足すると頭が働かない

肥満、やせ型、標準のどの体型の子どもであっても、**不足しやすいとされる栄養の**

1つがタンパク質です。

タンパク質は、筋肉や臓器、免疫細胞をつくるために必須な栄養素。タンパク質が不足していては、体が健全に成長することはできません。

たとえ、身長や体重は平均並みでも、筋力が足りなければ、体幹は弱くなり、猫背になりがちです。これでは、机にしっかり座って勉強に集中できませんよね。

また、後ほど詳しくお話ししますが、**タンパク質は体をつくる元になるだけでなく、やる気や記憶力の源**となります。十分なタンパク質がなければ、勉強しようという気持ちも起きず、覚えようと思っても覚えることができないのです。


さらに、**ミネラル不足も大きな問題**です。ミネラルの働きは多岐にわたります。例えば、骨や歯を形成したり、体と脳の細胞の動きをスムーズにしたりする等の重要な働きをします。

十分なタンパク質をとっても、ミネラルが足りないと正常に神経の伝達がなされません。タンパク質とミネラルは一緒に働く自転車の両輪のような関係があります。

タンパク質やミネラルなどの栄養不足を放置していると、**健全な体の成長がなされ**

ないばかりか、脳にまで大きなダメージを与えます。

脳に栄養がいかなくなれば脳細胞が死滅し、記憶力が低下したり、集中力がない・感情がうまくコントロールできない・落ち着きがないなどの「疑似発達障害」の症状を引き起こしたりします。

そして、確実に学力低下にもつながってしまうのです。

足りない栄養素は体や脳から取り崩される

さて、ここでは、タンパク質やミネラルなどの栄養がどのように体に吸収されていくのかを見ていきましょう。

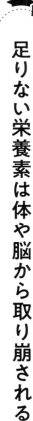

栄養を吸収するために重要な働きをするのが「酵素」です。**酵素には「消化酵素」と「代謝酵素」の2つがあります。**

人が食べ物をとると、それは胃を通って小腸に運ばれます。小腸で食べ物が吸収されるためには、食べ物は分子レベルまで小さくなる必要があります。その分解をする働きを担うのが「消化酵素」です。

一方、「代謝酵素」は分解された栄養素をエネルギーに変える重要な働きをします。

酵素は食べ物から得るものもありますが、その多くが体内、特に肝臓でタンパク質を原料にしてつくられます。

つまり、**酵素の原料となるタンパク質が十分に摂取できなければ、肝臓によって酵素を十分につくり出すことができません。**

酵素が十分にできないと、食べ物を消化したり、エネルギーをつくり出したりすることができなくなるという悪循環に陥っていきます。

ですから、体は生きるために、タンパク質を常に求めています。それに加えて、タンパク質は体だけでなく、脳の神経伝達物質などをつくる大切な栄養素でもあります。

それなのに、食べ物から十分なタンパク質が得られない状態が続くと、体の中でどんなことが起こると思いますか?

なんと、**体内の筋肉などのタンパク質を使い出す**のです。お子さんの体を取り崩しているようなイメージですね。この状態が続けば、筋肉量は少なくなり、ひ弱な体になっていくでしょう。手足の極端に細い子などは、タンパク質が不足している可能性があります。

また、脳の重量は全体重の約2％しかありませんが、脳が使うエネルギーは全身の約20％を占めるといわれています。

そのエネルギーを十分に補うためには、タンパク質に加えて、良質の脂質や糖質、そして、ミネラルやビタミンなどの栄養素がバランスよく必要になります。

それなのに、食べ物から十分な栄養が入ってこなければ、どうなるでしょうか？

ここでもやはり、体内にある古い素材を再利用しようとします。しかし古くなった質の悪い素材を使い回していては、十分な能力は発揮できません。

そして、いずれは**ガス欠状態**に。そんな状態では勉強どころではありません。

「頭がよくなるDNAスイッチ」をオンにする方法

お子さんの学力が伸びないと嘆く親御さんの中には、**「自分も昔、勉強ができなかっ**

たし、**親子なら似るのも仕方ない」**と半ばあきらめている方もいるかもしれません。

あるいは反対に、**「自分が子どもの頃は勉強がよくできたのに、なんでこの子はできないのだろう」**と、ついイライラしてしまう方もいらっしゃるでしょう。

確かに、体や脳をつくる設計図となる遺伝子（DNA）は、親から子どもに引き継がれます。

遺伝子の情報は、受精した20～24日の間でほぼ決まってしまい、その遺伝子情報に基づいて、子どもの脳や体が形成されていくといわれます。これを専門用語で「遺伝子の発現」と呼びます。

これまでは、一度決まってしまった遺伝子の情報は、その後、後天的な影響で変わることはないとされてきました。つまり、どんな特徴を持つ脳や体が出来上がるのかは、生まれつき決まってしまうと考えられてきたのです。

ところが近年、先天的な遺伝のほかに、**後天的な外部環境によって「遺伝子の発現」が変わってくる**ということがわかってきました。

その研究分野は**「エピジェネティクス（後成遺伝学）」**と呼ばれていて、いま世界

栄養状態が「遺伝子の発現」を左右する

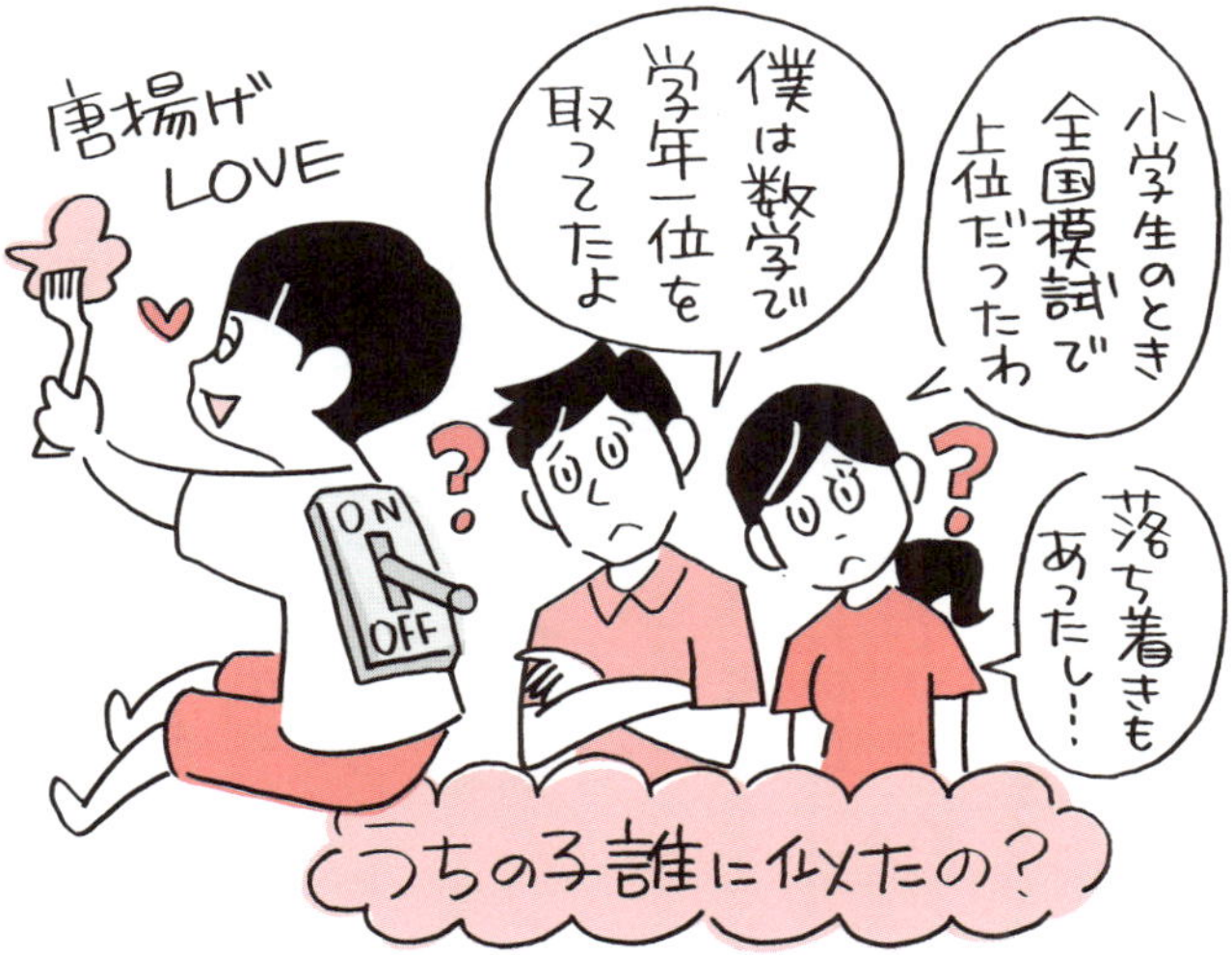
唐揚げLOVE
ON
OFF
小学生のとき全国模試で上位だったわ
僕は数学で学年一位を取ってたよ
落ち着きもあったし…
うちの子誰に似たの？

の研究者の注目を集めています。

子どもの能力は、生まれ持った遺伝子で決まる部分があるのは確かです。

しかし、親から受け継いだ遺伝子は、持っている情報のすべてが発現するわけではありません。

オンとオフの切り替えスイッチのようなものがあって、スイッチがオンになっていると、その遺伝子が現れることがわかってきています。

そのスイッチは、書籍『シリーズ人体　遺伝子』（講談社）の中で、「ＤＮＡスイッチ」と表現されています。

そして「遺伝子の発現」は、後天的な外部要因の1つである食べ物、つまり栄養素からの影響を強く受けるといわれています。外部要因のうち、栄養素由来の割合は、なんと70％にも及ぶそうです。

どんなに良い遺伝子を持って生まれてきても、摂取する栄養によっては、スイッチがオフのまま発現することがないかもしれません。

例えば、勉強が得意な遺伝子を受け継いでいたとしても、あるいはスポーツが得意になる遺伝子を持っていたとしても、栄養が偏っていたり不足していたりすれば、その能力を発揮するためのスイッチがオフになってしまうこともあるのです。

反対に、親は勉強が苦手だったとしても、それは勉強が得意になるスイッチがオンになっていなかっただけかもしれません。

ですから、勉強が苦手な親から遺伝子を受け継いだ子どもも、**十分な栄養を摂取することで、親の代では眠っていた「DNAスイッチ」がオンに切り替わり、集中力や記憶力が発揮できるようになり、勉強が得意になる**可能性は十分にありえます。

最近の研究では、先天的な障害とされるASD（自閉症スペクトラム障害、アスペルガー症候群）やADHD（注意欠陥多動性障害）の子どもに栄養療法を施したところ、症状が改善したという報告もあります。

（＊ https://pediatrics.aappublications.org/content/144/5/e20183218）

栄養が遺伝子レベルの動きにさえも変化をもたらす可能性は十分にあるのです。

さらに「エピジェネティクス」の興味深い点は、**遺伝子のスイッチのオンとオフが次世代にも引き継がれる**ということです。

これは例えば、親の世代で肥満や高血糖のスイッチが入ると、その親から生まれた子どもは肥満や高血糖のスイッチがオンになった遺伝子を引き継ぎ、さらに孫の代まで影響を与えるということです。

お子さんの栄養状態は、今生きている本人はもちろんのこと、先の代にまで影響を与える軽視できないものというわけです。

なにより、いま一生懸命に頑張っているお子さんが、本来持っているはずの力を発揮できないという状況を避けるためには、「何を食べるか」「どんな栄養を体に取り入れるか」について、しっかりと知ることが大切です。

今日から、何をどのように食べるか、できるところから変えていきましょう。

Part1のまとめ

- 食事内容を改善することで多くの子が集中力・学力アップを実現
- 「どう勉強するか」よりも「何を食べるか」が大事！
- 子どもの脳や体の土台は15歳までに出来上がる
- 「疑似発達障害」の子が増加中！原因は栄養不足にあり
- 「頭がよくなるDNAスイッチ」は栄養によってオンに切り替わる

「毒メシ」が子どもの能力を奪い取る

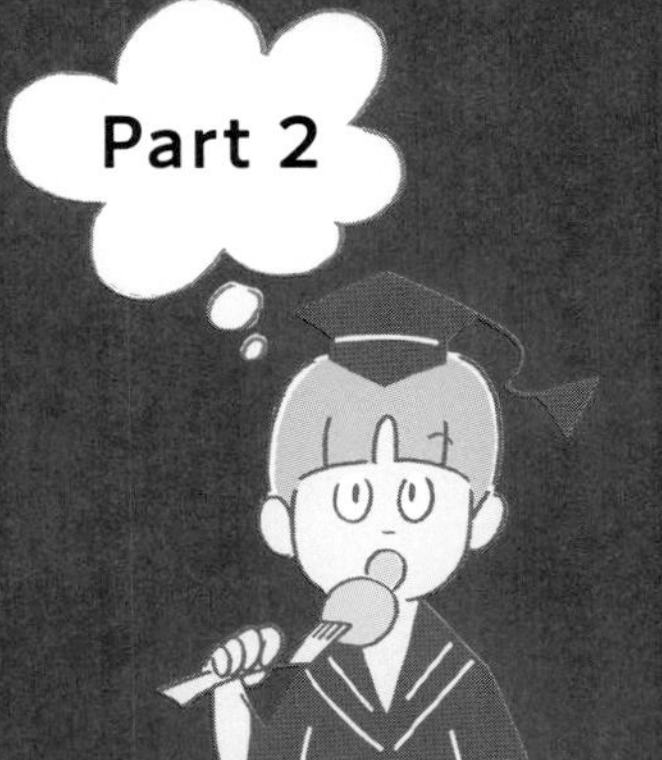

新型栄養失調を引き起こす「毒メシ」の三大特徴

ここでは、子どもたちを栄養失調にしてしまう食べ物がいったいどんなもので、お子さんの脳や体にどんなダメージを与えてしまうのかを見ていきましょう。

私は、「新型栄養失調」を引き起こす**高カロリー・低栄養の食べ物を「毒メシ」**と呼んでいます。

「毒メシ」と聞くと、ちょっと過激な表現だなと思われるかもしれません。

でも、あなたを脅すつもりは少しもありません。

大げさではなく、「毒」と表現するに値するほど、子どもたちの成長を阻害し、本来持っている能力にブレーキをかけている食べ物なのです。

「毒メシ」は具体的に、子どもたちの体にどんな悪さをするのでしょうか?

Ｐａｒｔ１で、人の体の成長も、健康や能力も、食べ物で決まるといいました。

もっと正確にいうと、**「何を食べるか」よりも「何を吸収するか」**で決まります。

ちょっと専門的な言葉でいうと、どのような栄養が分子レベルで体内に吸収されたかによって、人の体はつくられています。

ところが、「毒メシ」には、体をつくるための栄養素がほとんど入っていません。それだけではありません。詳しくは後述しますが、**腸や脳などに炎症を引き起こし、栄養の吸収ができない体にする**という怖い特徴もあるのです。

さらに、「毒メシ」の多くは、血糖値の乱高下を引き起こし、子どもたちを無気力にさせたり、抑うつ状態を引き起こしたり、反対に興奮させたりといった悪さもします。

「毒メシ」の特徴を3つにまとめると、次のようになります。

【「毒メシ」とは？】

①腸や脳に炎症を引き起こす
②血糖値のコントロール機能を破壊する
③体から栄養を奪い取り、毒を与える

それでは、これらの特徴を1つ1つ見ていきましょう。

毒メシ
POINT 1

腸や脳に炎症を引き起こす

「毒メシ」の最も危険な特徴の1つが、子どもの腸に炎症を引き起こすことです。

炎症を引き起こす「毒メシ」の代表格が小麦です。

小麦の中に含まれるグルテンという物質は、胃で分解されにくい構造をしています。そのため、小麦が使われたパンやパスタなどを食べると、グルテンが未消化のままで腸に届きます。

すると、**消化不良、疲労感、集中力の低下、喘息《ぜんそく》、アレルギーなどのさまざまな不調**を引き起こします。

これを専門的には「グルテン不耐症」と呼びます。「グルテン不耐症」の怖さは、ごく普通の健康な人でも起こりうるという点です。

病気と診断されるほどではないけれど、体が疲れやすかったり、いつもだるかった

小麦のグルテンが腸に穴を開ける！

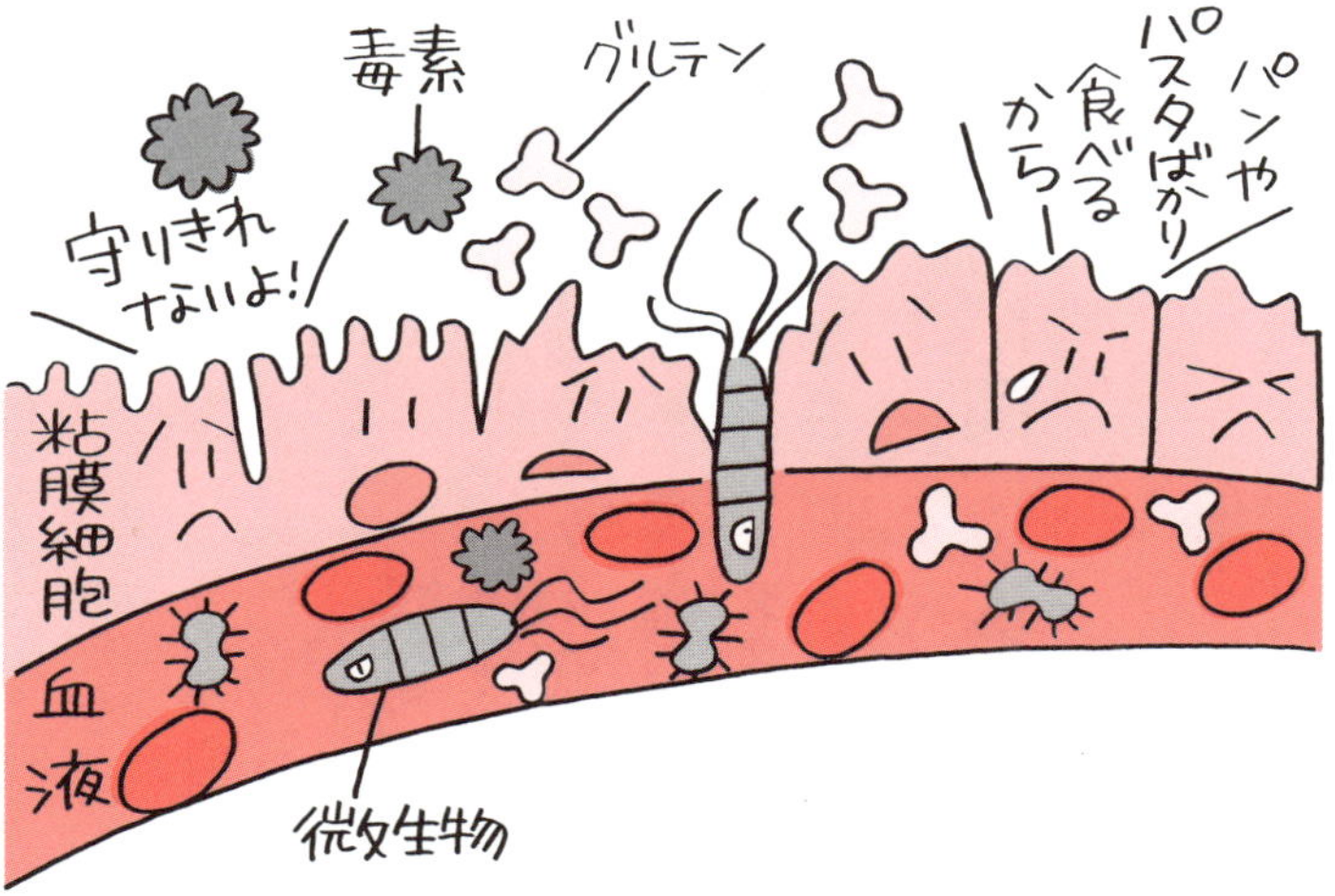

り、頻繁に胃がもたれたりといった慢性的な体調不良があれば、もしかしたらグルテン不耐症かもしれません。

グルテンがどんな悪さをするのか、もっと詳しく見ていきましょう。

腸に届いたグルテンは、腸内でゾヌリンというタンパク質をつくり、これが腸のタイトジャンクション（密着結合）と呼ばれる機能を壊してしまいます。

タイトジャンクションは、腸の隣り合う上皮細胞をつなぎ、体に不必要なバクテリアやアレルゲンといった炎症物質などが通過するのを防ぐバリアの役割をしています。

しかし、その機能が壊れてしまうと、**細胞と細胞の間から、体内に炎症物質が大量に流れ込んでいく**ようになります。

バクテリアやアレルゲンなどの毒物も、その腸の炎症部分の隙間を通って血液に流れ込み、肝臓などに到達します。

これを専門用語で「リーキーガット症候群（Leaky Gut）」と呼びます。リーキーとは「漏れ出している」、ガットとは「腸」という意味です。

「グルテン不耐症」による体の不調がなくても、「リーキーガット症候群」である場合もあります。小麦を多く食べる食生活をしていると、その可能性は高まります。**小麦を使ったパンやパスタなどを頻繁に食べるご家庭は要注意**ですよ。

腸の隙間から流れ出た毒が脳にも達する

「リーキーガット」の状態になると、本来は取り込まれることのない物質が体内に侵入し、免疫異常やアレルギー反応を引き起こします。

それだけではありません。

どんなに栄養のある食べ物を摂取したとしても、きちんと栄養を吸収することができなくなってしまうのです。また、腸から漏れ出た有害物質が肝臓に到達すると、じんましんを引き起こすこともあります。

さらに、**体内に侵入した有害物質が脳に流れれば、脳に炎症を引き起こす**ことになります。脳に炎症が起こると、脳細胞に栄養が十分に行き渡りにくくなり、次第に細胞が死滅し、脳の健康な状態を維持できなくなっていくのです。

当院にやってきた小学5年生の男の子は、慢性のじんましんで2年以上苦しんでいました。

皮膚科で薬をもらい、塗り続けているにもかかわらず、いっこうに治らない。また、**いつもソワソワしていて長時間じっと座っていることができないため、勉強にも集中できない**と悩んでいました。

食生活を聞いてみると、小麦がたくさん含まれているコンビニのホットスナックを勉強の合間に食べることが日常になっていて、パスタやパンを食べる頻度もとても高

小麦が引き起こす負のスパイラル

腸内環境が悪くなる

⇩

腸に炎症が起きて穴が開く

⇩

栄養が十分に吸収されず、
毒物が体内に流れ込む

⇩

精神疾患やアレルギー、
アトピーなどの症状が出る

⇩

集中力や記憶力が下がる

⇩

能力・学力がダウン

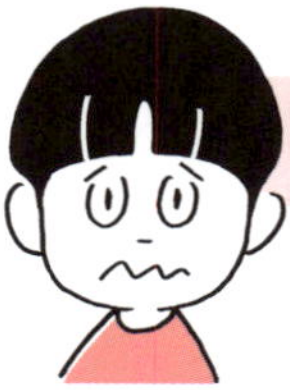

いことがわかりました。

グルテンを頻繁に摂取することによって、**あちこちに火種が飛んでしまい、この子の体と頭をダブルパンチ、トリプルパンチで蝕《むしば》んでいた**のです。

これでは、勉強に集中できるはずもありませんよね。

「パンがやめられない」の正体はグルテンの中毒性

さらにグルテンが恐ろしい理由は、**中毒性がある**ということです。

グルテンには、痛み止めとして使用される「モルヒネと同じような構造（アミノ酸配列）であるペプチド」が含まれています。つまり、このグルテンに含まれるペプチドには、モルヒネと同じような中毒性があるといえます。

（＊doi:10.1186/s41043-015-0032-y）

そのため、小麦でできた菓子やパン、パスタを食べ続けると、**「もっと食べたい」**、**「やめられない」という気持ちになり、衝動が抑えられなくなる**のです。

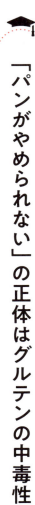

小麦からできた菓子やパンを食べるのがやめられないのは、この中毒性が原因です。**お子さんの意思が弱いからではなく、中毒性のある食べ物が、お子さんの頭の中で悪さをしているから**なのです。

先ほど紹介した小学5年生の男の子も、大好きなパンや菓子を食べなくてもいいと思えるようになるまでには、半年近くかかりました。

でも、次第にじんましんの症状が改善していったことも励みになり、少しずつ食べる回数を減らしていったようです。すばらしい取り組み姿勢です。

この子もそうでしたが、一度グルテン中毒になると、回復には時間がかかります。体内のグルテンが消えるまでに、3カ月程度はかかるといわれています。

何カ月もの間、好きなパンやパスタ、菓子などの小麦製品を一切食べずに我慢し続けるということは、大人でも大変なことですよね。

ですから、平日は我慢をして、土日だけ食べる。あるいは、まずは3日間我慢し、そして次は1週間我慢するなど、少しずつ食べない期間を延ばしていく——。

そんなスモールステップのやり方を、親子で取り組んでみてはいかがでしょうか。

牛乳やヨーグルトなど多くの乳製品も「毒メシ」

腸の炎症を引き起こす代表的な「毒メシ」は、小麦以外にもあります。

それは、**牛乳やヨーグルトをはじめとする乳製品**です。

人間の母乳に含まれている「β《ベータ》カゼイン」というタンパク質であれば、私たち人間は簡単に消化することができます。

一方で、牛乳やヨーグルトなどの乳製品に含まれているのは「α《アルファ》カゼイン」です。**αカゼインは人間の消化酵素では分解されにくい**ものです。他の動物の母乳ですから仕方ありませんね。

特に日本人の多くが、このαカゼインを分解する消化酵素を持っていません。そのため、牛乳を飲むと下痢などの体調不良を訴える人が多いといわれています。

未消化のαカゼインは「リーキーガット」を引き起こし、アレルギーの原因にもなることが明らかになっています。

（＊ https://miyazawaclinic.net/orthomolecular/leaky-gut）

でも、ヨーグルトや牛乳を一切とらないというのは難しいかもしれません。その場合、ヨーグルトは毎日食べるのではなくて、時々にする。牛乳を水代わりに飲むのはやめて、グラタンやシチューの料理に使われている場合だけは嗜好品として楽しむ。そういった感じでセーブするといいでしょう。

甘い菓子やジュースも腸の炎症を引き起こす

腸の中には、カンジダ菌という常在菌がすみついています。

この菌は、普通は特に悪さをしないのですが、カンジダ菌の好物である糖質を含む食べ物をたくさんとり続けると、菌が増えて悪さをするようになります。

特に、小麦粉をはじめとする精製されたでんぷんや、白砂糖などの単純糖質は大好物。糖質を餌にして、腸に菌糸を伸ばして穴を開けていきます。**グルテンのときと同様に、「リーキーガット」の症状を引き起こす**というわけです。

腸内環境を悪化させるカンジダ菌

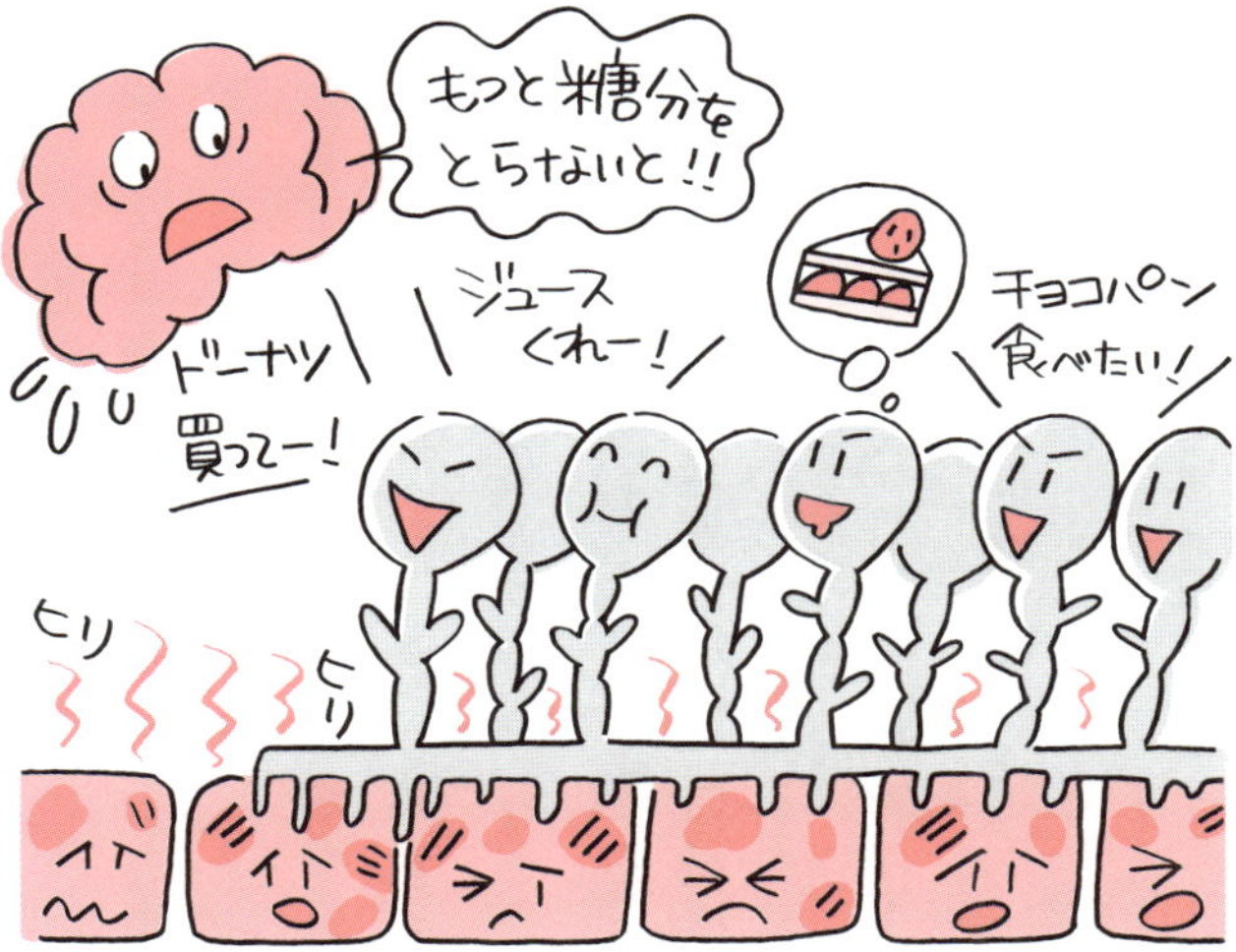

慢性的に炎症を起こした腸は、バリア機能が弱まっているので、悪い物質が体内に入り込みやすくなり、腸内環境がさらに悪化していきます。

また、グルテンと同じように、脳に指令を出して、ホルモンや味覚に異常を引き起こします。すると、甘い菓子やジュースがいっそう欲しくなり、やめることが難しくなります。

そして、糖質が体の中にさらに入ってくると、カンジダ菌は大喜びで増え続け、腸の炎症の悪化が加速します。

グルテンとカンジダのダブルパンチで、お子さんの腸内は荒れ放題。ほんとうに怖いですよね。

毒メシ 2 POINT

血糖値のコントロール機能を破壊する

ハイテンションから一気にやる気がなくなっているお子さんの様子を見て、心配になったことはありませんか。

「どうしてうちの子は、こんなに気分が変わりやすいのだろう」と嘆いていらっしゃるかもしれません。その情動に、**血糖値の上がり下がりが大きく関係している**可能性があります。

血糖値とは、血液中に含まれるブドウ糖の量のことです。

一般的に、**空腹時の血糖値のちょうど良い値は90～110mg／dℓ**くらいです。食事をとると、1時間ぐらいかけて緩やかに上昇します。

ピーク時が150mg／dℓに収まるといいでしょう。そこから3～4時間くらいかけてゆっくり下がり、90～110mg／dℓに戻って安定するのが健康的なパターンです。

正常な血糖値の変化

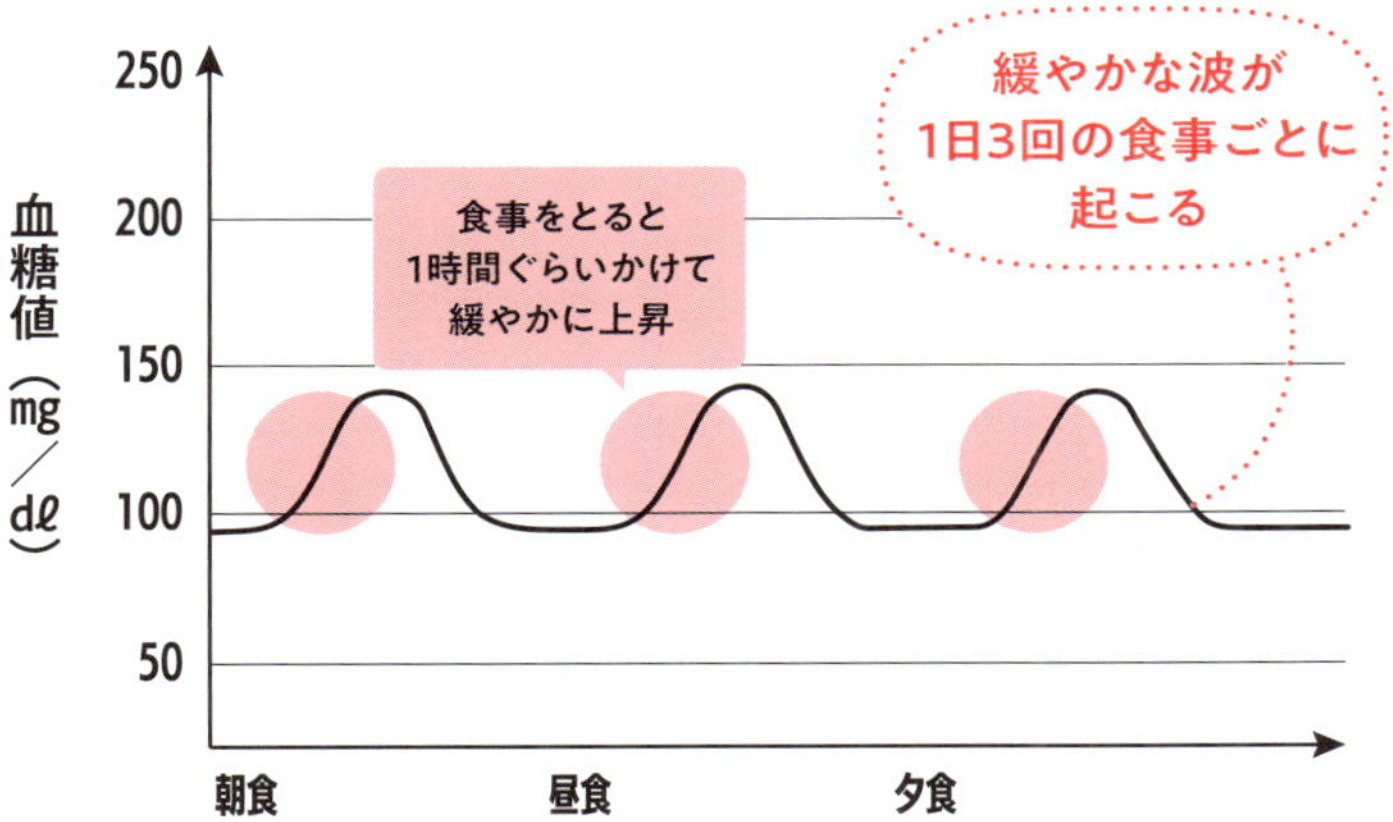

この緩やかな波が、1日3回の食事ごとに起こるのが理想です。

この血糖値の動きを、もう少し詳しく説明しましょう。

食事をとると、消化・吸収され、血糖値が上がります。すると、上がった血糖値を下げようとして、インスリンという物質が膵臓《すいぞう》から分泌されます。このインスリンの働きで血糖値は下がります。

血糖値が下がると、今度はアドレナリンやコルチゾールなどのホルモンが分泌されます。これらの働きでブドウ糖が補給（糖新生）され、血糖値が下がりすぎないようになっています。

血糖値は高すぎても、低すぎてもダメ

健康な人の血糖値は、上がり下がりが穏やかです。

一方、この血糖値の上がり下がりが急激だと、体への負担が大きく不健康な状態です。メンタルも安定しなくなります。そうなってしまう原因は、体調・体質による場合と食べ物による場合があります。

食べ物の種類や量によって、血糖値の上昇スピードには大きな違いが出ます。

糖質の多い食べ物をとると、血糖値は急上昇します。また、腸に炎症があると糖の吸収スピードは速くなる傾向があります。

さらに、糖質の多いものを大量に、しかも頻繁に食べ続けて、血糖値が何度も急な乱高下を繰り返していると、血糖値の調整機能が壊れていきます。

何度も激しく伸ばしたバネが伸びきって、元の位置に戻る伸縮力を失ってしまうようなイメージです。

食後高血糖で血糖値が乱高下する

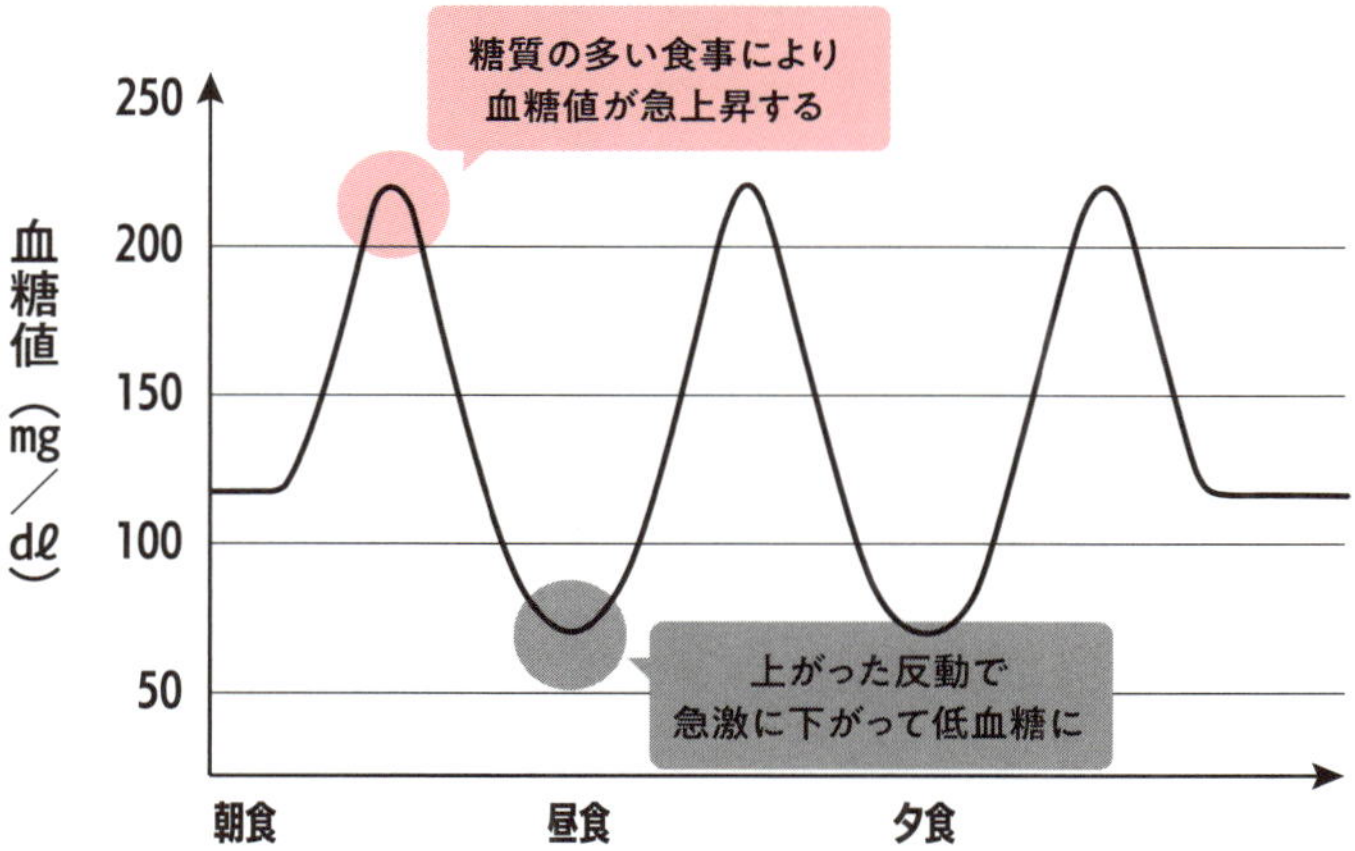

具体的には、以下のような症状が引き起こされます。

- 血糖値を上げ下げする物質の分泌が悪くなり、血糖値が高いままになる（糖尿病）
- 血糖値が急下降しすぎて、通常の空腹時の血糖値よりも下がってしまう（機能性の低血糖）
- 糖分を摂取しても、血糖値が上昇しなくなってしまう（無反応性の低血糖）

たとえ子どもであっても、血糖値が180mg／dℓ以上に上昇し、60mg／dℓ程度にまで急下降しているケースも珍しくあ

りません。

低血糖状態になると、脳に十分なエネルギーが回っていない状態になりますので、さまざまな症状が現れます。落ち着きがなくなり、イライラしやすくなり、集中力も低下します。

中には、強い眠気を感じたり、無気力状態になったりする子もいます。勉強などできる状態ではありません。

この状態で無理に勉強をさせたとしても、計算ミスはするし、問題文をまともに理解して読むこともできず、知識を覚えようとしても覚えられません。

脳が働いていないのですから、当然ですよね。

朝起きられない子は低血糖の可能性あり

朝なかなか起きられない。なんとか登校してもやる気が起きずに、一日中ボーッとしている。

家に帰ってくると菓子ばかり食べて、夕食は残しがち。夜の勉強も集中せずにだらだらと続けていて、寝つきも悪い。そして、また翌朝は起きられない。

あなたのお子さんにも思い当たることはありませんか？

血糖値が乱高下している子がいる一方で、1日を通して血糖値の低い状態が続く子も少なくありません。

十分な量と質の食事をとっていない子、あるいは、食べても血糖値が上がりにくい子もいます。

いずれにせよ、**血糖値が低い状態のときは、ブドウ糖が脳や体に巡っていません。**その結果、朝にベッドから起き上がれない、やる気が出ない、無表情や無反応といった症状が現れるのです。

私の治療院に親御さんとやってきた小学6年生の男の子は、中学受験に合格するために勉強に集中したいけれど、いつも疲れていてやる気が出ない、特に朝が起きられないと悩んでいました。

日頃の食生活を聞くと、その子もやはり菓子やパンを食べる機会が多いこと、**ご飯**

やおかずはあまり食べたがらず、特に夕食は残しがちということがわかりました。
この親子には、小麦をはじめとする糖質を多く含む食べ物をできるだけとらないように伝え、適切な栄養療法を指導しました。
すると2週間くらいで、朝一人で起きられるようになるまで改善したのです。

低血糖の症状が一日中続く原因は、先天的な体質である場合もあります。しかし、現代の子どもにおいては、日頃から糖質が多い偏った栄養の食事をしていることが原因である場合も多いのです。

そして、**子どもは回復も早いので、食べるものを少し変えるだけでも不調が改善される**ケースが多く見られます。

血糖値と「意志力」には深い関係がある

血糖値は絶対値として「高いか低いか」だけでなく、**「変動の仕方」**にも重要なポイントがあるようです。

ベストセラーになった『スタンフォードの自分を変える教室』（大和書房）で、**血糖値の変動の仕方が「自己コントロール能力」に関係している**という話が紹介されています。

専門的な言葉では、「エネルギー予算理論」と呼ばれます。簡単に説明すると、**血糖値が上昇傾向にあると人は意志力を発揮することができて、反対に血糖値が下降傾向にあると意志力を発揮できない**という考え方です。

この説によると、何かを食べたりして血糖値が上昇している最中は、勉強などに集中して取り組んだり、あるいはゲームなどのやりたいことを我慢したりすることができるようになるということです。

一方で、血糖値が下降傾向にあるときは、自己コントロール能力が下がり、だらだら勉強してしまったり、つい誘惑に負けてマンガを読んだりしてしまいます。

血糖値の絶対値だけではなく、上昇傾向か下降傾向かによっても意志力が発揮されるかどうかが決まるというのは面白いですよね。

血糖値が同じ120㎎／dℓでも、甘い菓子を食べて急上昇した後、インスリンの働きで反転急降下中の120では意志力は発揮できず、**ちゃんとした食事をしてゆっくりと血糖値が上昇中の120では意志力が発揮できる**のです。

脳がこのような動きをする理由は、血糖値が下降傾向にあると、脳は危機を感じてエネルギー消費を抑えようとするからです。

そして、生命維持のためのエネルギーが優先され、「自己コントロール」のためのエネルギーは真っ先にカットされてしまうのだそうです。

不況で収入が減少し、貯金残高が減少傾向になると、どんなに貯金自体があっても財布のヒモを引き締めたくなるのと同じですね。

ですから、意志力を長時間継続して発揮できるようにするためには、血糖値を急激に上げたり下げたりするのではなく、**時間をかけてゆっくり上昇させ、そして、ゆっくりと下降させていくことがポイント**になります。

ところが、多くの子どもたちの食生活を見てみると、血糖値の乱高下が起こってしかるべきといえる食事の仕方をしています。

特に、**糖質を多く含む菓子などを頻繁に間食するお子さんの場合は、血糖値が急上昇し、短時間で一気に下降している**と推測されます。

下降した後は低血糖の状態まで陥っているかもしれません。そんな状態では、勉強に対して集中できず、ついダラダラしてしまったり、マンガに手が伸びてしまったりしても無理はありません。

「やる気や根性さえあれば、勉強はできる」とお考えの親御さんもいらっしゃるかもしれません。

しかし、そもそも、そのやる気や根性を発揮できる脳の状態も、子どもの食べるものによってつくられているのです。

毒メシ 3 POINT

体から栄養を奪い取り、毒を与える

糖質の過剰摂取が悪い理由は、血糖値の乱高下によって、やる気や集中力をダウンさせることだけではありません。糖質はそれ以上の悪さをするのです。

具体的には、**必要な栄養が体から奪い取られる**ということです。

大量の糖質をとると、血糖値が急上昇します。すると、上がった血糖値を下げようとして、インスリンというホルモンが分泌されます。それによって、今度は血糖値が急降下することはお話ししました。

多くの場合は行きすぎて低血糖になるので、今度は血糖値を上げるためにアドレナリンやコルチゾールなどのホルモンが分泌されます。まるでピンボールのようですね。

このとき、これらのホルモンをつくり出すために、ビタミンやミネラル、オメガ3脂肪酸などの栄養が必要になります。

つまりは、糖質を含む食べ物を大量にとり、血糖値の乱高下が盛んに起こると、これらのホルモンをつくるために**余計に栄養が必要になる**というわけです。

栄養が食べ物から摂取できないのであれば、体の中の栄養を奪おうとしますので、ますます体は栄養失調に陥ってしまうのです。

牛乳を飲むと骨や体がもろくなる

肉や魚などを食べる量が十分でないと、お子さんの体の筋肉や、使い古されたタンパク質を再利用し出します。

家づくりに例えるならば、廃材を使って家を建て直したり、修繕したりするようなものです。そんなことをし続けていけば、家は次第にボロボロになっていきますよね。

体もこれと同じです。筋肉量はどんどん減り、しかも残っている筋肉の質も悪くなっていきます。

また、**タンパク質の場合と同様に、それ以外の栄養も、不足すると体の中から奪い**

取ろうとします。

例えば、強い骨をつくるのに欠かせないといわれるカルシウム。手軽に摂取するためには牛乳が良いということで、お子さんに飲ませている方も多いと思います。

しかし、**カルシウムをとるだけでは、丈夫な骨をつくることはできません。**

カルシウムを骨に沈着させるためには、マグネシウムが必要になるからです。ところが、牛乳にはマグネシウムは微量しか含まれていません。実は、牛乳はカルシウムとマグネシウムの比率がとても悪いのです。

理想のバランスは2：1。ところが、牛乳は11：1程度です。適切なマグネシウムの摂取がないままに、カルシウムを過剰に含む牛乳をたくさん飲むと、体内のカルシウム濃度が一気に上がってしまいます。すると、脳細胞などに炎症を引き起こすことになります。

脳細胞が壊れてしまわないように、体は増えすぎたカルシウムを過剰に排泄《はいせつ》しようとします。これが続くと、**強い骨をつくるどころか、体がもろくなってしまう**というわけです。

タンパク質やカルシウムだけではありません。あらゆる栄養において、この「奪い取り」が起こる可能性があります。

そのため、栄養を過不足なくバランスよくとることが重要なのです。

ハーバード大の研究でわかったＩＱを下げる食べ物

日頃、口にしている食べ物の多くは、「成人にとっては悪影響がないレベル」と判断されて売られています。

でも、子どもには悪影響があるかもしれません。

もし、**あなたのお子さんのＩＱ（知能指数）にマイナスの影響を与えている**と知ったら、あなたはどう思うでしょうか？

「はじめに」で兄・洋匡が触れた、ハーバード大学のフィリップ・グランジャン博士が書いた論文で、**いくつかの重金属、化学物質、農薬を摂取し続けると、神経系に悪影響を及ぼす可能性がある**ことが示されています。

例えば、鉛への暴露によって起こるＩＱの低下は、米国の0～5歳の子どもたち2

550万人に対して、合計2294万になると推計されているそうです。単純平均でも一人当たりIQ1にも満たない低下ですから、**誰も自覚できないうちに脳のダメージを受けている**ことになります。

鉛以外にも、メチル水銀や有機リン系農薬も、それぞれ159万、1689万のIQポイントの喪失をもたらしていると推計されています。

ほかに、こちらの論文では言及されていませんが、体内から検出されたヒ素のレベルが高い子ほどIQが低下する傾向があるとの論文があります。

また、**IQを下げるだけでなく、さまざまな（疑似）発達障害も引き起こす**そうです。その原因が、食べ物などに含まれる鉛、水銀、ヒ素などの重金属や、ポリ塩化ビフェニル、トルエンなどの化学物質です。

（＊Philippe Grandjean, Neurobehavioural effects of developmental toxicity 10.1016/s1474-4422(13)70278-3）

こちらの論文で調査研究の対象になっているのは米国の子どもたちですが、日本でももちろん他人事ではありません。

私たち日本人の場合、重金属の中でも注意が必要なのが水銀です。水銀は、日本人が大好きなマグロなどの大型魚に含まれています。

魚は健康に良いオメガ3脂肪酸が豊富なので、積極的に食べたい食材の1つではあるのですが、マグロなどの大型魚の食べすぎには気をつけたいところです。

重金属のほかにも、工業用で使われている化学物資、農薬にも子どもの脳にダメージを与える「毒」となるものが多くあります。特に、「有機リン系農薬」は脳に対して大きなダメージを与えるといわれています。

日本の野菜や果物には多くの農薬が使われており、**他の先進国に比べると、使用の濃度が高く、残留農薬が果物や野菜に残っている場合が多い**ので注意が必要です。

また、親が安全性をどう判断するかに関係なく、選択の余地なしに子どもが危険な食品を食べさせられてしまう場合もあります。

例えば、農民連食品分析センターが2020年2月に公開した調査では、**学校給食のパン14製品のうち、12製品から農薬であるグリホサートが検出された**そうです。

検出されなかった2製品は100%国産小麦の小麦粉および国産米の米粉を原材料

としたもので、小麦の原産地が外国または不明の12製品からはすべてグリホサートが検出されたとの結果でした。

（＊http://earlybirds.ddo.jp/bunseki/report/agr/glyphosate/school_bread1st/index.html）

もちろん、検出されたといっても、濃度としては「食べても直ちに影響はない」量です。原発事故のときに、この「直ちに影響はない」という言葉が流行しました。しかし、そういったものが積み重なると、子どもの脳にダメージを与え、ＩＱが下がる可能性があるのです。

誰がどう作っているかをまったく気にせず、買ったり食べたりするのは危険ですね。すべての素材から完全に毒物を排除するのは難しいとしても、どんな生産者が、どんな栽培方法で作っているのかをできるだけ確認して食べるようにしたいものです。

菓子パンやチョコレートの成分にも要注意！

焼き菓子や菓子パン等に多用されているマーガリンやショートニングには、**「トランス脂肪酸」**が多く含まれています。

トランス脂肪酸は、体の中でエネルギーに代わりにくい性質があります。そのため、トランス脂肪酸を含む食べ物を過剰に食べると、**それらを無理やりエネルギーにするために、体の中のビタミンやミネラルが奪い取られてしまいます。**

トランス脂肪酸は体に有害な物質ということで、先進国の多くでは、注意喚起や表示義務、使用量の規制がされています。

ドイツでは、トランス脂肪酸を含むマーガリンの製造は禁止されています。デンマーク、スイス、オーストリア、カナダでは、マーガリンなどの油脂中における含有量を2%以下へ制限しています。

アルゼンチン、ウルグアイ、パラグアイ、ブラジル、韓国、香港、台湾、中国でも表示義務があります。アメリカでは、州によっては飲食店に対して使用禁止を要請したり、さらに厳しい制限や規制をかけたりしています。

しかし残念なことに、日本ではトランス脂肪酸の摂取量がもともと少ないという名目で、厳しい規制がされていません。

さらに、近年の研究では、油脂をトランス脂肪酸に加工する際に行う水素添加という工程で副次的にできてしまう**「ジヒドロビタミンK1」という物質のほうが、トランス脂肪酸よりも体に有害**なのではないかと指摘されています。これは脳卒中や糖尿病、腎障害などを引き起こす危険性があります。

（＊ https://doi.org/10.4010/jln.20.9）

近年、トランス脂肪酸に関してはその有毒性が認識されてきており、企業努力によってトランス脂肪酸の含有量を減らした商品が増えてきています。「トランス脂肪酸フリー」と表示された商品も見られるようになってきました。これは確かに良い傾向です。

しかし、ジヒドロビタミンK1に関しては、「入っていません」「減らしています」といった言及はまだ見かけません。

私たち消費者の側は、「わからない以上は入っている」と思って行動するか、それとも「きっと入っていないだろう」と思って行動するかを、自分で選ばなければいけないということになります。

情報が与えられないというのは困ったことですね。

原材料の表示に「ショートニング」「マーガリン」「ファットスプレッド」の表示があったら、トランス脂肪酸とジヒドロビタミンK1が含まれている可能性が高いので、注意して選択するようにしましょう。

なお、チョコレートなどの原材料表示を見てみると、「植物油脂」と書かれているものがたくさんあります。この植物油脂の代表的なものがパーム油です。**パーム油を含む食品も、トランス脂肪酸に匹敵する「毒メシ」です。**

パーム油は熱帯雨林などに生えている油やしから取られる油ですが、食用以外にも石鹸や燃料に使われています。

ラットやマウスを使った研究では、パーム油を多く摂取すると、発がんや脳卒中の促進、高インスリン、内分泌かく乱作用などを引き起こすことが分かっています。（＊Jpn J Cancer Res. 1991 Oct; 82(10):1089-96）

パーム油は、チョコレートのほかに、スナック菓子やアイスクリーム、外食産業で使われる揚げ物の油や冷凍食品などに広く使われています。

さらに、スナック菓子や既製の揚げ物の油は酸化していることが多く、油が過熱して酸化すると、発がん性のある物質に変化します。お子さんの体に大きなダメージを与えることになってしまいます。

「無添加」「添加物不使用」にも注意が必要

加工食品に含まれている添加物には、見た目や匂い、味を良くしたり、品質を長持ちさせたりするための **「甘味料」「香料」「着色料」「保存料」「酸化防止剤」** などがあります。

それらの添加物も、腸の炎症の原因になることがあります。

日本では添加物に関して明確な根拠が出ない限り、使用禁止にならない傾向があるため、先進国の中でも、許可されている添加物の種類が多いのです。

例えば、菓子やかき氷のシロップなどに使われている「赤色2号」や「赤色3号」と呼ばれる着色料があります。これは、石油系のタール色素でできており、アメリカやEU諸国では発がん性やじんましんの原因になるため、使用制限や使用禁止になっています。

また、一般的に売られている揚げ物には、うまみ成分である「アミノ酸」などの添加物が含まれています。唐揚げだけでなく、骨なしチキンやフランクフルト、チキンナゲットなども添加物が含まれているケースが多いものです。

さらに、これらの多くが「整形肉」です。整形肉とは、くず肉をリン酸塩などの〝接着剤〟を使って従来の食品の形や食感に似せたものです。また、うまみを出すために多種多様な人工調味料も使われています。

一方、**「無添加」「添加物不使用」と表示されている商品を見ると、添加物が一切入っていないと思いがち**です。

しかし、すべての添加物が入っていないという意味ではないので注意が必要です。「着色料」は使っていないけれど、「保存料」を使っている場合も、「無添加」と表記されている場合があります（Ｐａｒｔ４で詳しく紹介します）。

添加物の安全性については、まだよくわからない部分が多いので、「毒メシ」の可能性のある食べ物は、できるだけとらないようにすることが賢明です。

危険な食品には「NO」の声をあげよう

子どものために安心・安全な食材を手に入れるのは、なかなか難しいですよね。なにしろ、**判断するための情報が与えられない**ということもあります。

例えば、遺伝子組み換え食品の表示制度です。遺伝子組み換えの原材料を使用している場合の表示義務は、「重量順で上位3品目」かつ「重量に占める割合が5％以上」の原材料に限定されています。

加工食品の原材料に遺伝子組み換えの大豆やトウモロコシを使用していても、重量が4番目以下または5％未満であれば表示しなくてもいいということです。

生産コストを抑えたいけれど「遺伝子組み換え」と表示したくない――。そう考える企業は、4位以下または5％未満になるように配合して、表示を免れようとするのではないでしょうか。

逆に、「遺伝子組み換えでない」との表示は、生産者の意図せぬ混入があることも想定して、5％以下であれば「遺伝子組み換えでない」と表示できることになっています。これには「割合として大きすぎる」という批判があがっていました。

こうした声に対応して、2023年からは不検出（ほぼ0％）の場合のみ、「遺伝子組み換えでない」の表示ができるように変わる予定です。

私たちが危険な食品について知り、それらに対して「NO」と声をあげることで、世の中から危険な食品を減らしていくことができます。今どきは私たち一般市民も、SNSなどで気軽に「NO」といえるようになりました。

そして、私たちが安全な食品を買うことで、それを生産してくれている企業を支えることになり、結果的に私たちは安全な食品を手に入れやすくなります。

一人で頑張るよりも仲間がいるほうが、あなたのお子さんの健康と学力を守りやすくなります。

一緒に子どもたちの食の安全を守っていきましょう。

そして、子どもたちを守る仲間を増やしていきましょう。

Part2のまとめ

- 「毒メシ」が腸や脳に炎症を引き起こし学力・集中力がダウン
- 小麦からできるパン、パスタ多くの乳製品は要注意！
- 血糖値の変動が「自己コントロール能力」と関係している
- 糖質を含む菓子によって血糖値は乱高下する
- 重金属、化学物質、残留農薬は子どものＩＱを下げる

才能をぐんぐん伸ばす「受かるメシ」とは？

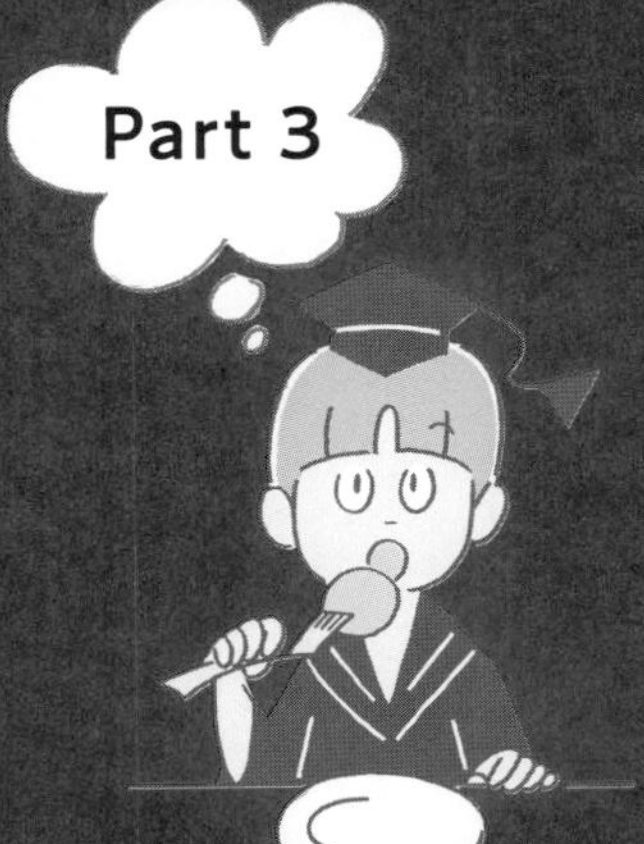

「毒メシ」を「受かるメシ」に変える3つのポイント

子どもの能力を奪い取る「毒メシ」に対して、子どもの能力を伸ばすことができる食べ方や栄養を含む食べ物を「受かるメシ」と呼んでいます。

それでは、「毒メシ」でダメージを受けた子どもの体を回復させ、能力を最大限に引き出す「受かるメシ」とは、どんなものでしょうか？

このパートでは、どんな状態の子どもにも共通してお勧めしたい重要な3つのポイントをお話ししたいと思います。

【「毒メシ」から「受かるメシ」に変える3つのポイント】

①炎症を抑えて栄養を吸収できる体にする

②血糖値を穏やかにコントロールする

③不足しがちな栄養をバランスよくとる

受かるメシ 1 POINT

炎症を抑えて栄養を吸収できる体にする

「新型栄養失調」のお子さんの場合は、腸の炎症を止めることを最優先しましょう。不足しているタンパク質やミネラルなどの栄養を補うことはもちろん大事ですが、**腸の炎症を治すことがなによりも先決**です。

特に、タンパク質に関しては、腸の炎症がある状態でたくさん摂取すると、かえって体に負担をかけてしまうことになります。

なぜかというと、それまであまり摂取していなかったタンパク質がいきなり体の中にたくさん入ってきても、それを消化できるだけの消化酵素が十分にないため、体が驚いてしまうからです。胃がむかむかしたり、下痢を引き起こしたりもします。

まずは腸の炎症を抑えて、**腸を元気にさせる**ことが必要です。

そのためには、**炎症を引き起こす食べ物をなるべくとらないようにする**ことから始めましょう。

腸に炎症を引き起こす**グルテンの含有量は、薄力粉へ中力粉へ強力粉の順に増えていきます。**クッキーやスナック菓子は薄力粉、うどんは中力粉、パンやパスタは強力粉からできています。

グルテンは強い弾力性を持ち、パンやパスタなどのフワフワでもちもちとした食感が特徴です。

この食感が好きな子どもは多いですよね。また、小麦を使った食品は種類が多く、ついつい購入する頻度が上がりがちです。

もちろん、すべての小麦製品を一切食べさせない、食べないというのは現実的に難しいでしょう。ですから、**いつもよりも少しだけ控えるように意識して、小麦の摂取量を減らすことから始めてみてください。**

小麦の代替としてお勧めなのが米粉です。例えば、小麦粉の代わりに米粉を使ってパンやホットケーキを作るといいでしょう。米粉と片栗粉を1対1で水で溶けば、唐揚げにも使えます。米粉でムニエルを作ると、パリッとしておいしいですよ。

また、カレーやシチューを作るときも、小麦粉の代わりに米粉を使ってとろみをつけることができます。

米が原料のビーフンやフォー、緑豆やジャガイモでんぷんが原料の春雨も取り入れましょう。米、キヌア、あわ、ひえなどを使った**グルテンフリーの麺やパスタ、十割そば**なども、比較的簡単に手に入るので活用してみてください。

腸の炎症を招く小麦・乳製品はなるべく控える

腸の炎症を引き起こすαカゼインは牛乳やチーズ、ヨーグルトなどの乳製品に多く含まれているので、できるだけ摂取を控える必要があるとお話ししました。

ただし、小麦に加えて、すべての乳製品も食べないとなると、とる食材があまりにも制限されてしまうことになりますよね。

そこで私が提案するのは、牛乳やチーズ、ヨーグルトを「健康のために」と積極的にとるのは控え、**「嗜好品として」おなかに負担のない範囲でとる**という方法です。

なお、バターの主成分は脂質なので、αカゼインはほぼ除去されています。また、バターには皮膚や粘膜を強くし、視力を維持するのに欠かせないビタミンA、カルシウムの働きを促進するビタミンDなども豊富に含まれています。

チーズは、カルシウムのほかにも、脳を落ち着かせる作用のあるチロシン、細胞の修復に必要な亜鉛などのミネラルや鉄を含む栄養価の高い食べ物です。週に2～3回程度、20～30g程度であれば摂取してもいいでしょう。

お勧めのバターやチーズは、**放牧で育てられた牛の乳からできた「グラスフェッド」**です。値段は少々高めですが、質が良く安心して食べることができます。

また、「生活クラブ」（https://seikatsuclub.coop/）で購入できるモッツァレラチーズやパルメザン粉チーズ（小腸の悪玉菌を増やしにくいタイプのチーズ）もお勧めです。**原材料表示に「セルロース」などの添加物が入っていないものを選びましょう。**

ただし、「乳糖不耐症」と診断されているお子さんや、チーズを摂取しておなかが張るなど体調が悪くなるお子さんは、食べることを控えてくださいね。

乳酸菌をとるなら「手作り豆乳ヨーグルト」がお勧め

ヨーグルトには、腸内環境を整える善玉菌である乳酸菌が含まれることはご存じですよね。確かに、乳酸菌は腸内環境を整えるのに大事な働きをします。

ところが、市販されている多くのヨーグルトには、人の体内で消化しにくいαカゼインが含まれています。また、砂糖や添加物を含んでいる商品も多いのです。

そのため、乳酸菌というプラスの要素だけでなく、マイナスの要素も多いため、「健康のために常に食べる」というのはあまりお勧めできません。

市販のヨーグルトの代わりに乳酸菌をとる方法としてお勧めなのが、豆乳ベースの手作りヨーグルトです。

作り方は簡単。準備するものは、市販のヨーグルトメーカー、無農薬の豆乳、生の乳酸菌です。お勧めの生菌は、クレアラボ社の「コンプリート・バイオティック」という商品です。

豆乳1ℓに、生菌を3g入れ、29℃の温度で10時間ほど保温するだけで、おいしいヨーグルトが出来上がります（固まりやすい温度は、生菌の種類等によって異なるので注意してください）。

豆乳ヨーグルトに、フルーツビネガーを適量加えて食べるのもお勧め。フルーツビネガーの作り方も簡単です。消毒済みのガラス瓶を用意し、そこにレモンやリンゴなどの好きなフルーツ、酢、はちみつを1対1対1の割合で交互に入れていきます。

1日1回程度、瓶を揺すってかくはんし、1週間ほどで出来上がりです。お好きな量を豆乳ヨーグルトに混ぜて食べるとおいしいですし、炭酸水などに加えてドリンクとして飲むこともできますよ。

腸内環境の改善に役立つ食物繊維をとろう

腸の働きをよくして、栄養を吸収しやすい状態にするためには、腸内環境も改善する必要があります。そのために重要な働きをするのが食物繊維です。

食物繊維には、**「水溶性食物繊維」**と**「不溶性食物繊維」**があります。

「水溶性食物繊維」は、水分と一緒にドロドロになって、胃腸をゆっくりと移動していくことで、血糖値の上昇を緩やかにする働きがあります。また、それらの繊維は腸内で乳酸発酵をする際の材料になり、腸内環境の改善に役立ちます。

〈水溶性食物繊維を多く含む食材〉
野菜…ゴボウ、モロヘイヤ、タマネギ、ニンニク、山芋、オクラ、里芋、コンニャク
海藻…わかめ、あおさ、海苔、ひじき、もずく、めかぶ、とろろ昆布、寒天
果物…アボカド、リンゴ、キウイフルーツ
その他…なめこ、納豆

豆類に多い「不溶性食物繊維」は、水分を吸収して便の量を増やし、便通改善に役立ちます。農薬や重金属、有害化学物質を吸着し、体外に排泄《はいせつ》する働きもあります。

〈不溶性食物繊維を含む食材〉
インゲン豆、ひよこ豆、おから、小豆、栗、えんどう豆、玄米

水溶性食物繊維と不溶性食物繊維、どちらも腸内環境をよくするために必須です。積極的にとるようにしましょう。

体の中にたまった毒を排出する食材

「毒メシ」を食べ続けていると、お子さんの体に毒がたまっていきます。

でも、ご安心ください。**「硫化アリル」「イソチオシアネート」といった解毒作用のある成分をとると、体から毒を排出することができます。**

「硫化アリル」はタマネギに含まれている辛み成分で、切ったときに目が痛くなるのは、この硫化アリルのせいです。揮発性のため、切り口から気化して目に入ることで目が痛くなるのです。

生で食べると最も効果を発揮します。サラダにするときに水にさらすと辛くなくなりますが、せっかくの硫化アリルを水で流して捨ててしまうことになるので、もったいないですね。

可能な範囲で、辛さを我慢して食べるようにしましょう。**硫化アリルはニンニク、ネギなどの他のユリ科の植物にも含まれています。**

また、「イソチオシアネート」は大根に含まれる辛み成分で、先端のほうの辛い部分ほど豊富に含まれています。こちらも揮発性で、大根おろしにしたりして時間が経つと量が減ってしまうので、イソチオシアネートを摂取したい場合には、なるべく食べる直前におろすのがお勧めです。

また、**イソチオシアネートはキャベツなどの他のアブラナ科の野菜にも含まれます。**

これらを毎日、積極的に料理にとり入れることで、お子さんの体から毒を取り除くことができますよ。

ユリ科…ニンニク、タマネギ、ニラ、長ネギ、アサツキ、アスパラガス

アブラナ科…キャベツ、紫キャベツ、菜の花、ブロッコリー、カリフラワー、水菜、小松菜、白菜、チンゲン菜、カブ、大根、かいわれ大根、ラディッシュ

受かるメシ

POINT 2

血糖値を穏やかにコントロールする

「毒メシ」を「受かるメシ」に変える2つ目のポイントは、血糖値の変動をできるだけ穏やかにすることです。

落ち着きを取り戻したり、集中力ややる気を引き出したりするためには、血糖値のコントロールが大きなポイントになります。

パンはグルテンが多く、腸に炎症を起こしやすい「毒メシ」の代表格とお伝えしましたが、血糖値を乱高下させる糖質過多な食事の代表格でもあります。できるだけ食べる回数を減らすようにしましょう。

パン食がメインのご家庭であれば、**まずはパンを食べる回数を1回でも減らし、その代わりにご飯を食べるようにしましょう。**

お米も糖質ですが、パンに比べると血糖値の上昇が緩やかな傾向があります。とはいえ、お米も一度に大量に食べれば血糖値は急上昇していきます。

1食につき「自分のにぎりこぶし1個分」を目安にしてとるようにしましょう。

パンの代わりにササニシキの玄米を選ぼう

お米と一口に言っても、さまざまな種類があります。

血糖値の上昇をできるだけ緩やかにするために、お米選びの知識として知っておきたいのが、でんぷんの種類です。

お米には、「アミロース」と「アミロペクチン」という2つのでんぷんが含まれています。その含有割合が種類によって違います。

アミロースは消化・吸収に時間がかかるので、この割合が多いと、食後の血糖値の上昇がゆっくりになります。**毎日食べる主食のお米としてお勧めなのは、アミロースが多いお米**です。

低アミロース米は、粘り気と甘さが強いのが特徴です。例えば、もち米はもちもちした粘り気と甘さが強いですが、やはりアミロペクチンがほとんどで、アミロースはわずかです。お米の中でも血糖値が上がりやすい特徴があります。

もちろん、もち米やお餅を毎日食べるということはあまりないでしょう。ときどき食べるぶんには問題ありません。お楽しみの米料理として食べる程度がいいですね。うるち米でも、粘り気と甘さが強い品種は低アミロース米です。

それに対して、高アミロース米は粘り気が少なく、パラパラとした食感が特徴です。ピラフやチャーハンなどに向いています。

高アミロース米の代表的な品種は「ササニシキ」です。

高アミロース米のササニシキの中でも、さらにお勧めなのが、分づきの玄米です。お米は精製度によって、3分づき、5分つき、7分つきなどに分類されます。玄米は白米に比べて、食物繊維やビタミンB群を多く含んでいます。

そして、**玄米よりもいっそうお勧めなのが発芽玄米**です。

発芽玄米とは、玄米をわずかだけ発芽させたお米で、より栄養価が高くなります。

玄米よりも浸水時間が短く済み、玄米と比べて食べやすいです。**消化が良いというメリットもあり、小さいお子さんにもお勧めです。**

ただし、玄米は「ぬか」の部分に農薬が残留しやすいため、高い栄養価のメリット以上に、毒によるデメリットが大きい場合があります。玄米・発芽玄米を食べる場合は、低農薬・無農薬のものを選ぶようにしましょう。

おやつ・間食にはバナナやイモ類をチョイス

子どもにとって、**血糖値を乱高下させる最大の敵は菓子**です。

市販の菓子には、上白糖、グラニュー糖、三温糖と呼ばれる、最も悪い糖質が多く含まれています。

特に、糖質を多く含む飴、キャラメル、チョコレート、クッキー、アイスクリームなどを食べさせるのは、できるだけ避けるようにしましょう。

代わりに、**子どものおやつとしてお勧めしたいのが、サツマイモなどのイモ類や果物**です。

また、もし料理に甘味が欲しいときには、砂糖を使うのではなく、はちみつやメープルシロップがお勧めです。

果物やはちみつにも果糖とブドウ糖は含まれていますが、食べすぎなければ大丈夫です。それらの糖類以外に、ビタミン、ミネラル、食物繊維、抗酸化作用のある成分などが含まれていて、健康面にプラスの効果が大きいからです。

イモ類や果物は、間食としてとるのが理想的ですが、食後のデザートとして少量とるのもいいでしょう。

ちなみに、**果物の中でも特にお勧めなのがバナナ**です。

バナナは、疲労回復に役立つビタミンB群が豊富です。また、エネルギー代謝の良いブドウ糖と、ゆっくり消化される糖類がバランスよく含まれているので、腹持ちが良いという特長もあります。

干芋やふかし芋なども、食物繊維がたっぷり入っているため、おやつとしてお勧めといえます。

ドレッシングやタレの糖にも注意しよう

市販のドレッシングやタレ、レトルト食品にも白い砂糖が多く含まれています。例えば、焼き鳥を食べるときには、タレよりも塩を選ぶようにするなど、なるべく**砂糖をとらないように工夫しましょう。**

魚や肉を調理するときも、甘い味噌煮、照り焼き、すき焼きなどよりも、塩やしょうゆや酢を使ったり、ニンニク、ショウガ、ハーブなどのスパイス類を使ったりするといいでしょう。

シソや梅を使った梅シソ和えや、香草焼きなどにするのもお勧めです。

また、**ドレッシングをかけるときには、少量にしましょう。**

外食時には、ドレッシングは別に出してもらい、自分で量を調節できるようにオーダーするといいですね。

痩かるメシ
3
POINT

不足しがちな栄養をバランスよくとる

「腸の炎症の抑制」「血糖値のコントロール」に加えて大事なことが、不足しがちな栄養をバランスよくとるということです。

口から入った栄養を吸収するために、酵素が大事な働きをすることは、すでにお話ししました。酵素の多くはタンパク質からできています。

1日に必要なタンパク質の量は3〜7歳の子どもであれば20〜25gくらい、8〜11歳は30〜40gくらい、12〜17歳は50gくらいで成人と同程度が必要です。

これは最低限必要な量なので、これよりも10〜20g多い60〜70g程度が推奨されています（厚生労働省）。

タンパク質はすぐに代謝されるので、1日3回、積極的にとるようにしましょう。

タンパク質の代表格は、肉や魚などの動物性タンパク質です。

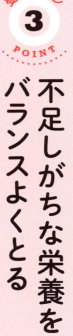

タンパク質には「動物性タンパク質」と「植物性タンパク質」があります。動物性タンパク質は、大豆などの植物性タンパク質よりも消化が早い特徴があります。

大豆製品も大事な栄養源ですが、消化のより良い動物性タンパク質をメインにしっかりとるようにしましょう。

また肉や魚には、タンパク質だけでなく、脳と体に必須のビタミンやミネラルも豊富に含まれています。どれも欠かすことのできない栄養素ですので、偏りなく食べるようにしましょう。

脳と体を動かす動物性タンパク質のとり方

【魚】 摂取の目安…毎日

1回に食べる目安…70g以上（手のひらサイズ）

魚に含まれる油には、記憶力を高めるＤＨＡが含まれています。ＤＨＡは体内でつくることができないため、食べ物から摂取する必要があります。

ＤＨＡが減少すると、神経組織のさまざまな機能が低下し、記憶力の低下だけでなく、衝動性が増して攻撃的になることがわかっています。

難関の卒業試験が近づいている19〜30歳の41人の日本人学生に対して、３カ月間、１・５〜１・８ｇのＤＨＡを投与すると、投与していない群に比べて敵意性スコアに低下傾向が見られたという研究データがあります。

（＊J Clin Invest. 1996 Feb 15;97(4):1129-1133）

また、９〜12歳の小学生１６６人を対象にした研究では、ＤＨＡ接取群（３・６ｇ／日）は、対象群に比べて男子では特に変化がありませんでしたが、女子では衝動性が低下し、身体的な攻撃の抑制が見られたことが示されています。

（＊J Nutr Biochem. 2005 Mar;16(3) 16(3):163-71）

ＤＨＡが脳に与える好影響を示す研究データはこの他にも多数あり、優れた栄養素であることが明らかになっています。

【鶏肉】摂取の目安…週に４〜５食程度

１回に食べる目安…70ｇ以上（手のひらサイズ）

鶏肉は消化がよく、体の修復に必要なビタミンB_3（ナイアシン）を多く含みます。夕飯などに摂取するといいでしょう。また、鶏レバーには鉄分も多く含まれていますので、鉄分の補給にも最適です。

【卵】 **摂取の目安…週に3食以上**

1回に食べる目安…80g以上（1個半）

卵には、記憶力や思考力アップに役立つレチシンが豊富に入っています。特に肉が苦手な子は、積極的に食べるといいでしょう。卵は家計に優しいタンパク源です。肉や魚が苦手な子は、代わりのタンパク源として毎日とりましょう。

【豚肉】 **摂取の目安…週に2食程度**

1回に食べる目安…70g以上（手のひらサイズ）

豚肉には、エネルギーの代謝を促すビタミンB_1が豊富に含まれています。このビタミンB_1は、加熱しても壊れにくいという性質があります。

【牛肉】 摂取の目安…週に1食程度

1回に食べる目安…80g以上（手のひらサイズ）

牛肉は子どもたちに不足しやすい栄養素である鉄や、細胞の修復に必要なミネラルである亜鉛を補うにはとても良い食材です。

骨つき肉を使ったスープでタンパク質を補う

タンパク質をしっかりとることは、とても重要です。

しかし、普段の食事で肉や魚をあまり食べていない子は、急に肉や魚の量を増やすと胃がムカムカしたり、おなかを壊すなどの症状が出たりする場合があります。

その原因は、これまで十分なタンパク質をとってこなかったため、体内に十分な消化酵素がなく、胃の消化能力が低下しているためです。

そんな状態の場合は、肉や魚の量をいきなり増やすのではなく、消化の良いタンパク質をとるのがお勧めです。

具体的には、**鶏肉、豚肉、牛肉、魚の骨などから取った「ボーンブロス」と呼ばれるスープ**です。このスープには、タンパク質が吸収しやすいアミノ酸の状態になって入っているので、胃腸に負担がかかりません。

アミノ酸には、**弱っている腸の粘膜の炎症を抑えて修復する働き**があります。ほかにも、カルシウムやマグネシウムなどのミネラルも豊富で栄養満点のスープです。

作り方は簡単。鳥の手羽先や手羽元とあり合わせの野菜などを鍋に入れて、2～3時間煮込むだけです。アクをこして、少量の塩を入れれば出来上がり。そのまま飲んでも、味噌汁やカレーに使ってもおいしいですよ。

能力をアップする10の栄養素と摂取のタイミング

栄養を吸収するために必要なのが酵素であり、酵素はタンパク質からできているとお話ししました。そのため、しっかりと魚や肉を食べる必要があるということは、ご理解いただけたと思います。

実は、タンパク質が重要な栄養素である理由がもう1つあります。
それは、**脳の神経細胞や伝達物質をつくっているのもタンパク質**ということです。
より詳しく説明すると、タンパク質をもっと細かい分子に分解した「アミノ酸」からつくられています。

タンパク質は20種類のアミノ酸が結合してできています。そのうち、トリプトファンなど9つのアミノ酸は、体内でつくり出すことができないので、食べ物からとる必要があります。

これら9つのアミノ酸は「必須アミノ酸」と呼ばれています。子どもの場合は、アルギニンを含む10種類になります。

口から入ったタンパク質は、胃の消化酵素などによって分解され、アミノ酸に変わります。腸から吸収されたアミノ酸は血液の流れに乗って全身に流れていきます。

脳に届いたアミノ酸は、「ドーパミン」や「セロトニン」「GABA」などの物質に変化し、脳内に入っていきます。

そこで、また化学反応を繰り返して、さまざまな伝達物質がつくられていきます。

この伝達物質によって、子どものやる気や記憶力などが左右されるのです。

アミノ酸に加えて、脳の働きを大きく決める栄養素が**「脂質」**です。

人の脳の構成要素のなんと約60％を脂質が占めています。質の良い脂質（油）を摂取することが、質の良い脳をつくることには欠かせないのです。

そして、このアミノ酸と脂質が最大限に活用されるためには、十分な量のミネラルやビタミンも一緒にとり、摂取効率の良いタイミングで食べることが大事です。

ここでは、多種にわたる栄養素の中でも、特に**「お子さんの能力アップに必要な10の栄養素」**に絞って、その効果と食べ方のヒントをご紹介します。

【脳―精神系に効く栄養と食べ物】

①集中力をアップさせる

- **栄養素…チロシン（アミノ酸）**
- **食材…チーズ、卵、肉、バナナ、アボカド、ごま、大豆**
- **とるタイミング…集中したい30分前**

チロシンはアミノ酸の一種で、ドーパミンなどの神経伝達物質や、ノルアドレナリン・アドレナリンなどの集中力に関係するホルモンの材料になります。

気分をリラックスさせ、頭をクリアにさせる性質があります。朝、昼、夜の食事に積極的に取り入れましょう。

②落ち着きを取り戻す

- **栄養素…トリプトファン（アミノ酸）**
- **食材…豚肉、卵、バナナ、煮干し、チーズ、鶏胸、鰹**
- **とるタイミング…リラックスしたい2時間前や夕食時**

トリプトファンはアミノ酸の一種で、体内でつくることができないため、食べ物からとる必要がある必須アミノ酸です。

トリプトファンが体内にとり入れられると、落ち着きを生み出すホルモンであるセロトニンの分泌が促されます。また、寝つきや朝の目覚めをよくする働きがあるので、特に夕食時に摂取するといいでしょう。

③記憶力を向上させる

● 栄養素…オメガ3脂肪酸

● 食材…亜麻仁油、えごま油、くるみ、イワシ、サバ、牡蠣《かき》、ムール貝

● とるタイミング…夕食時

オメガ3脂肪酸は、脳や体の修復に欠かせない栄養素で、記憶力の向上にも効果を発揮します。また、抑うつ症状などの気分の落ち込みを改善する効果も抜群です。

うつ病の子どもにオメガ3脂肪酸を16週間投与すると、うつ症状が改善したという研究結果もあります。

（＊Am J Psychiatry:2006 Jun; 163(6):1098-100)

オメガ3脂肪酸は、イワシやサバなどの青魚や牡蠣、ムール貝に含まれています。エゴマ油などをサラダやスープにかけるのもいいでしょう。えごま油は熱に弱い性質があるので、できるだけ加熱調理には使わずに食べましょう。

とるタイミングは、寝ているときに脳や体の修復を促すため、夕食時がベストです。

④やる気を引き出す

● 栄養素…ＢＣＡＡ（アミノ酸）

● **食材…鶏胸、鶏モモ、卵、納豆、豆腐**
● **とるタイミング…やる気を上げたい1時間ほど前、朝食や昼食時**

ＢＣＡＡも体内でつくることができない必須アミノ酸です。Branched Chain Amino Acid（分枝鎖アミノ酸）の略で、バリン、ロイシン、イソロイシンの３つの必須アミノ酸の総称です。

筋肉量やスタミナを維持する効果があります。体力が維持されることにより、やる気の源にもなります。特に、運動を活発にする子は積極的に摂取したい栄養素です。

⑤ひらめき力をアップさせる

● **栄養素…ＧＡＢＡ（アミノ酸）**
● **食材…発芽玄米、トマト、ジャガイモ、ナス、ブドウ、ミカン**
● **とるタイミング…日々の主菜として。ブドウやミカンはおやつに**

ＧＡＢＡもアミノ酸の一種です。脳内の興奮した神経を落ち着かせる作用があります。リラックスして頭の回転がよくなり、ひらめき力のアップにつながります。

発芽玄米には、玄米の数倍のＧＡＢＡが含まれています。白米の代わりや、白米に

子どもの能力アップに必要な10の栄養素

脳ー精神系に効く栄養と食べ物

①集中力をアップさせる
栄養素 チロシン（アミノ酸）
食材 チーズ、卵、肉、バナナ、アボカド、ごま、大豆
とるタイミング 集中したい30分前

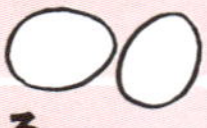

②落ち着きを取り戻す

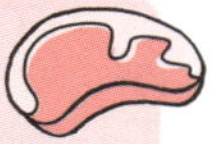

栄養素 トリプトファン（アミノ酸）
食材 豚肉、卵、バナナ、煮干し、チーズ、鶏胸、鰹
とるタイミング リラックスしたい2時間前や夕食時

③記憶力を向上させる
栄養素 オメガ3脂肪酸
食材 亜麻仁油、エゴマ油、くるみ、イワシ、サバ、牡蠣、ムール貝
とるタイミング 夕食時

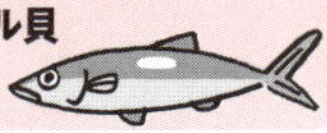

④やる気を引き出す

栄養素 BCAA（アミノ酸）
食材 鶏胸、鶏モモ、卵、納豆、豆腐
とるタイミング やる気を上げたい1時間ほど前、朝食や昼食時

⑤ひらめき力をアップさせる

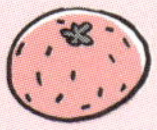

栄養素 GABA（アミノ酸）
食材 発芽玄米、トマト、ジャガイモ、ナス、ブドウ、ミカン
とるタイミング 日々の主菜として。ブドウやミカンはおやつに

疲労系（ミトコンドリア）に効く栄養と食べ物

⑥疲労回復を促す

栄養素 ビタミンB群
食材 ビーツ、チアシード、豚肉
とるタイミング 夕食時

⑦体力をアップさせる

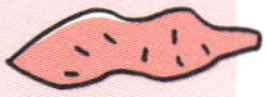

栄養素 糖質（三大栄養素の一つ）
食材 発芽玄米、サツマイモ
とるタイミング 毎食の主食として。おやつタイムにも

⑧視力の回復（眼精疲労）
栄養素 ビタミンA
食材 鶏レバー、ミカン、ニンジン、モロヘイヤ、ほうれん草、卵（卵黄）
とるタイミング レバーは時々。ミカンをおやつや夜食に

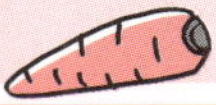

免疫系に効く栄養と食べ物

⑨抗酸化作用、免疫力をアップさせる
栄養素 ビタミンC
食材 ピーマン、ブロッコリー、キャベツ、レモン
とるタイミング 毎食がお勧め

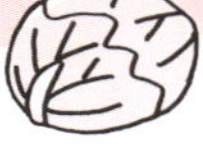

⑩細胞を修復させる

栄養素 亜鉛（ミネラル）
食材 玄米、海苔、牛肉、大豆、レバー
とるタイミング 主食を玄米ご飯にして毎食食べる

混ぜるなどして、積極的に食べるようにしましょう。

また、ブドウやミカンにもGABAは含まれていますので、勉強の合間などにちょっとずつ食べるといいでしょう。


【疲労系（ミトコンドリア）に効く栄養と食べ物】

⑥疲労回復を促す

- **栄養素…ビタミンB群**
- **食材…ビーツ、チアシード、豚肉**
- **とるタイミング…夕食時**

ビタミンB群は、酵素が正常に働いたり、ホルモンや神経伝達物質がつくられたりするためにも必要な栄養素です。勉強で疲れた脳の回復や口内炎の改善にも役立ちます。

ビタミンB群は夕飯に摂取すると、疲れた体と心の回復に効果を発揮します。

⑦体力をアップさせる

- **栄養素…糖質（三大栄養素の一つ）**

- **食材…発芽玄米、サツマイモ**
- **とるタイミング…毎食の主食として。おやつタイムにも**

勉強を集中して行うには、体力をつけることも大事です。発芽玄米やサツマイモなどからとれる良質の糖質は、頭を動かすエネルギーの源になります。

白米に玄米や発芽玄米を混ぜて炊くと、より食べやすくなります。また、副菜やおやつにサツマイモを取り入れるのもいいですね。

⑧視力の回復（眼精疲労）

- **栄養素…ビタミンA**
- **食材…鶏レバー、ミカン、ニンジン、モロヘイヤ、ほうれん草、卵（卵黄）**
- **とるタイミング…レバーは時々。ミカンをおやつや夜食に**

勉強をして疲れた目の回復に必要なのが、ビタミンAです。

鶏レバーに多く含まれますが、レバーが苦手な子も多いですよね。その場合は、積極的にニンジンやモロヘイヤを使った料理をとり入れるようにしましょう。

また、おやつの時間、あるいは夜食としてミカン1個を食べるのもいいでしょう。

【免疫系に効く栄養と食べ物】

⑨抗酸化作用、免疫力をアップさせる

- 栄養素…ビタミンC
- 食材…ピーマン、ブロッコリー、キャベツ、レモン
- とるタイミング…毎食がお勧め

ビタミンCは酸化されたものを元に戻す働きや、ウイルスや細菌を攻撃する物質の分泌を助ける役割があります。緑黄色野菜や柑橘《かんきつ》系《けい》の果物に多く含まれています。キャベツにもビタミンCは多く含まれます。値段も手頃で、刻んで生で食べることができるので特にお勧めです。

生のキャベツにはビタミンCのほかにビタミンUが含まれ、粘膜保護作用がありま す。腸の粘膜が修復されることで、腸内環境が改善できます。

毎食ごとに刻むのが面倒な場合は、「乳酸キャベツ」を作り置きしましょう。

作り方は簡単です。新鮮なキャベツを千切りし、キャベツの分量の2%程度の塩、甜菜糖《てんさいとう》小さじ1を混ぜてもみ込みます。ジッパー等に入れて重石をのせ、4～6日間程度で出来上がり。料理の付け合わせとして、できるだけ毎食とりましょう。

⑩細胞を修復させる

- 栄養素…亜鉛（ミネラル）
- 食材…玄米、海苔、牛肉、大豆、レバー
- とるタイミング…主食を玄米ご飯にして毎食食べる

亜鉛は、タンパク質を酵素に変える材料で、細胞の修復にも欠かせない栄養素です。亜鉛が不足すると、立ちくらみがしたり、疲れやすくなったり、感染症にかかりやすくなったりします。欠乏が続くと、味覚障害や視力の低下を招くこともあります。

毎食の主食を玄米や発芽玄米にしたり、納豆と一緒に食べたりしましょう。また、海苔をおにぎりに巻いたり、おやつ代わりに食べたりするのもいいですね。

子どもの脳は2週間で生まれ変わる！

偏食が激しく、落ち着きのない小学3年生の男の子がお母さんと来院しました。

どんな食生活をしているかを詳しく聞いてみると、小麦や砂糖が入った菓子、コンビニのホットスナックが大好物だといいます。

しかも食事はほとんど食べず、おかずの9割は残すというひどい偏食でした。

偏食の子どもに多いのが感覚過敏や味覚障害です。特に、キノコやひき肉などの口当たりに過剰に反応して、食べられないと訴える子が多いのです。

その原因の多くは、亜鉛をはじめとするミネラル不足です。亜鉛が足りないと、相対的に体の中の銅が増えます。すると、体内のホルモンバランスが崩れて、感覚が過敏になる、キレやすくなる、興奮が収まらなくなるといった症状が起こります。

そこで私は、**海苔やわかめなどの海藻類を積極的にとるように勧め、少しずつ食事改善を指導**していきました。

すると3週間ほどで、徐々に食べられるものが増えていき、2カ月後には落ち着きが出てきました。症状によっては時間がかかりますが、**どんな子どもでも偏食は改善できますし、落ち着きも取り戻せる**ものだと私は確信しています。

「毒メシ」から「受かるメシ」に変えると、どのくらいで効果が出るでしょうか。

私がこれまで見てきた子どもたちのほとんどは、2週間程度で何かしらの改善の兆しが見られています。

そして1カ月後には、ほぼ全員が「食事改善のすばらしさ」を実感しています。

その先にある大きな目安が3カ月間です。理由の1つが、人間の細胞は約90日で大半が入れ替わるためです。

人間の体は37兆もの細胞で構成されているといわれますが、そのうちの約26兆が赤血球。つまり、細胞の約8割以上を占めるのが血液です。**その血液が総入れ替えされるのにかかる時間が90日**なのです。

血液が入れ替わることで、体の各細胞に吸収される栄養の質と量が変わっていきます。そうすると、お子さんには大きな変化が現れるでしょう。

中学受験は約3年間の長期戦です。子育ては約20年間の超長期戦です。

その中で、**「2週間」「1カ月」「3カ月」でそれぞれ子どもに変化が見られるというのは、かなり短期間で成果が見られる方法**といえるのではないでしょうか。

こんなに短期間で子どもの能力が伸びる食事改善。やらないなんて、もったいないと思いませんか？

Part3のまとめ

- 小麦の摂取量を減らし米粉を上手に活用しよう
- 体内にたまった毒を排出する食材をとり入れる
- 栄養価の高い玄米や発芽玄米を食べよう
- 動物性タンパク質を1日3回摂取する
- 「受かるメシ」に変えると子どもの脳は2週間で生まれ変わる！

Part 4

子どもの頭が良くなる！ 10分簡単レシピ

主菜から副菜、おやつまで、「受かるメシ」レシピをご紹介。
栄養豊富で、10分程度で作れるものを中心にセレクトしました。
親子で調理する際は、「お手伝いポイント」も参考にしてください。

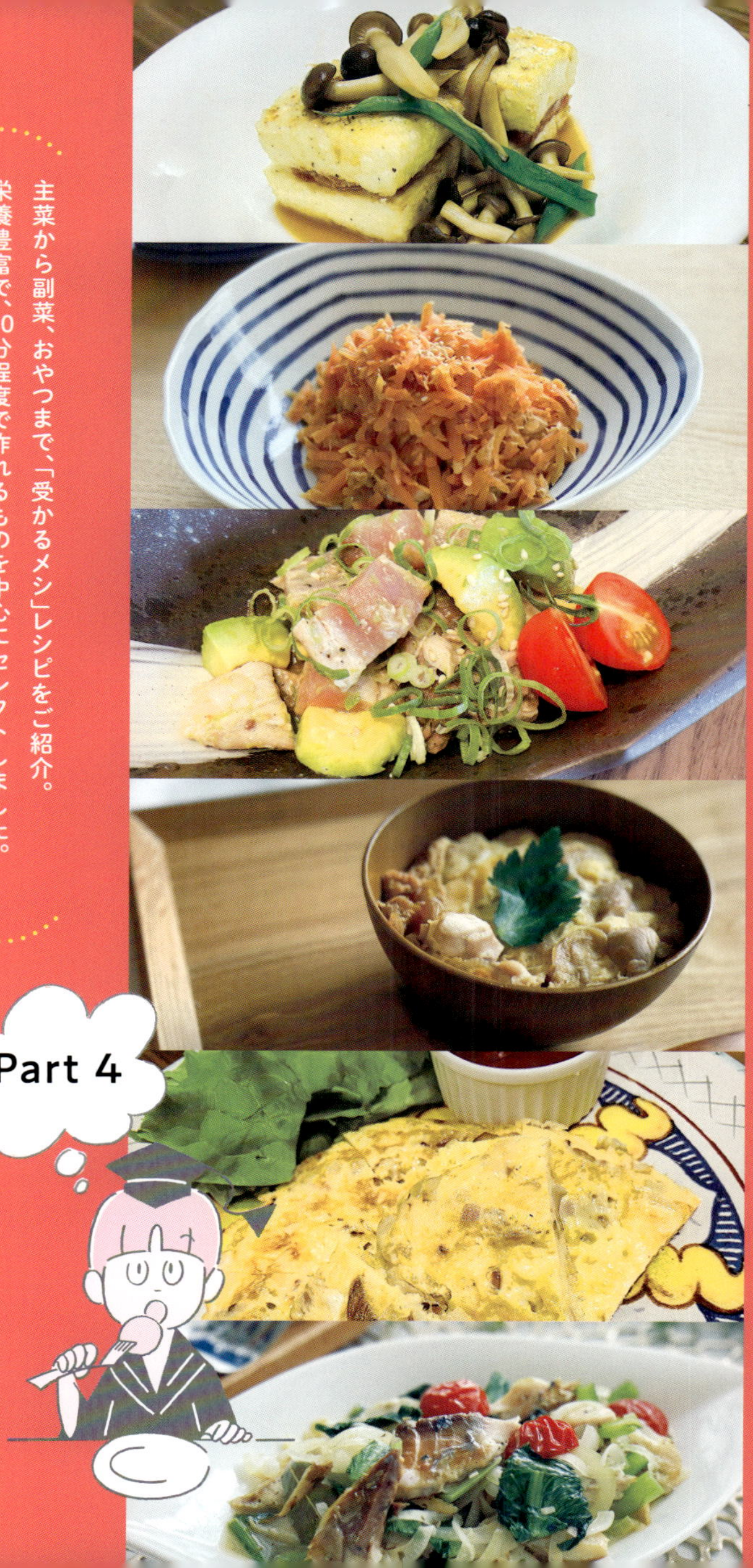

ヘルシーミートローフ

集中力を上げるチロシンと野菜が一度にとれる

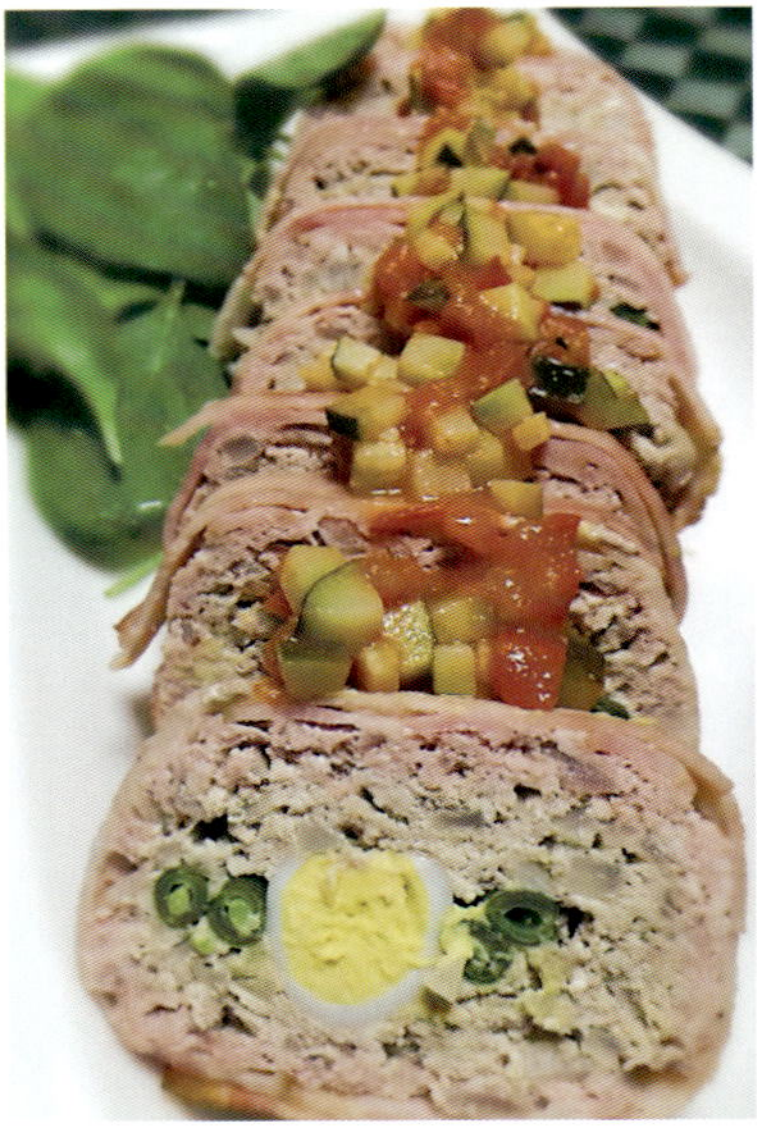

材料（1型分）

紙製パウンドケーキ型……15cm
ベーコン……3枚
インゲン……6本
ニンジン……1/3本
合挽肉……150g
木綿豆腐……150g
ニンニク……1かけ
塩……小さじ2
こしょう……少々
うずらの卵……7個

【A】
トマト……1/2個（1cm角）
ズッキーニ……1/2本（1cm角）
赤ワイン……大さじ1
ケチャップ……大さじ3

作り方

1.ベーコンをケーキ型に横向きに敷き詰める。

2.インゲンの両端を落とし、茹《ゆ》でて水で洗う。ニンジンは1cm角に切る。

3.ボウルに合挽肉、水切りした豆腐、みじん切りにしたニンニク、塩、こしょう、あればナツメグ少々を加えてこねる。

4.うずらの卵の両端を黄身がギリギリ見えるところで切る。

5.**3**の半分をパウンドケーキ型に入れ、上にうずらの卵、インゲン、ニンジンを並べ、残りの**3**を入れてベーコンでふたをする。

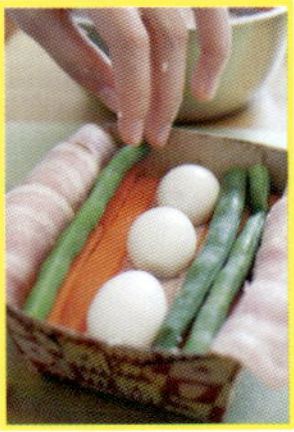

お手伝いPOINT 仕上がりを想像しながら材料を並べよう！

6.余熱200℃に温めたオーブンで20～25分ほど焼く。

7.焼き上がった型から出た透明な汁をフライパンへ移し、【A】と一緒に煮詰めて塩、こしょうで味を調える。

簡単スペイン風オムレツ

朝でもパッと作れる! 子どもが大好きな一皿

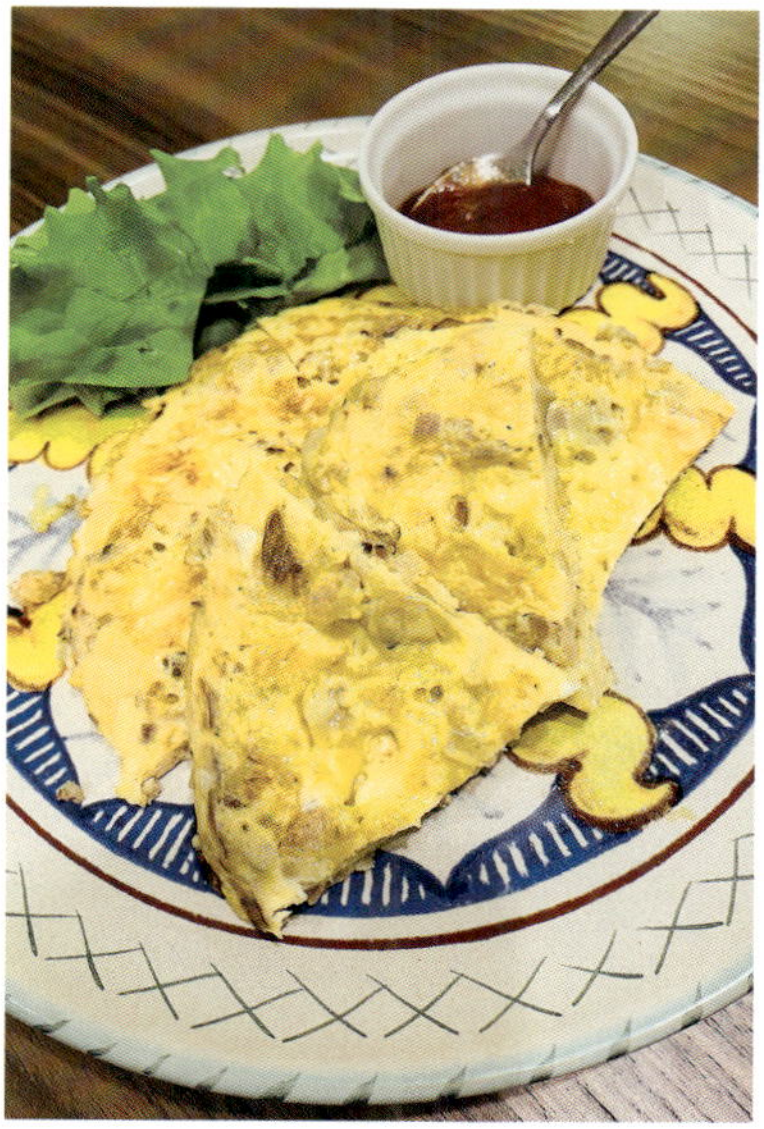

材料（2人分）

タマネギ……1/2個
ブラウンマッシュルーム……4個
卵……3個
パルメザンチーズ……10g
豚ひき肉……50g
塩……小さじ1/6
こしょう……少々
オリーブオイル……小さじ1
バター……10g
ケチャップ……大さじ1

作り方

1.タマネギ、ブラウンマッシュルームは3mm角程度のみじん切りにする。

2.卵はボウルに割り、パルメザンチーズを加えて混ぜておく。

3.豚ひき肉をフライパンで炒めてバラバラにほぐす。ほぐれて脂が出てきたらオリーブオイル、**1**のタマネギとマッシュルーム、塩、こしょうを加えて、水分が飛んで茶色になるまで炒める。

4.**3**を**2**と合わせて、全体がなじむように混ぜ込む。

5.熱したフライパンにバターを溶かし、**4**を入れて、菜箸ですばやくかき混ぜて火を通す。

6.焼き目がついたらフライ返しでひっくり返す。裏面にも焼き目がつき、中にも火が通れば出来上がり。

7.皿に乗せ、ケチャップと葉物野菜を添えて盛り付ける。

お手伝いPOINT オムレツを等分にカットしてみよう!

豚ヒレ肉のポークケチャップ

トリプトファンで落ち着きを取り戻す肉レシピ

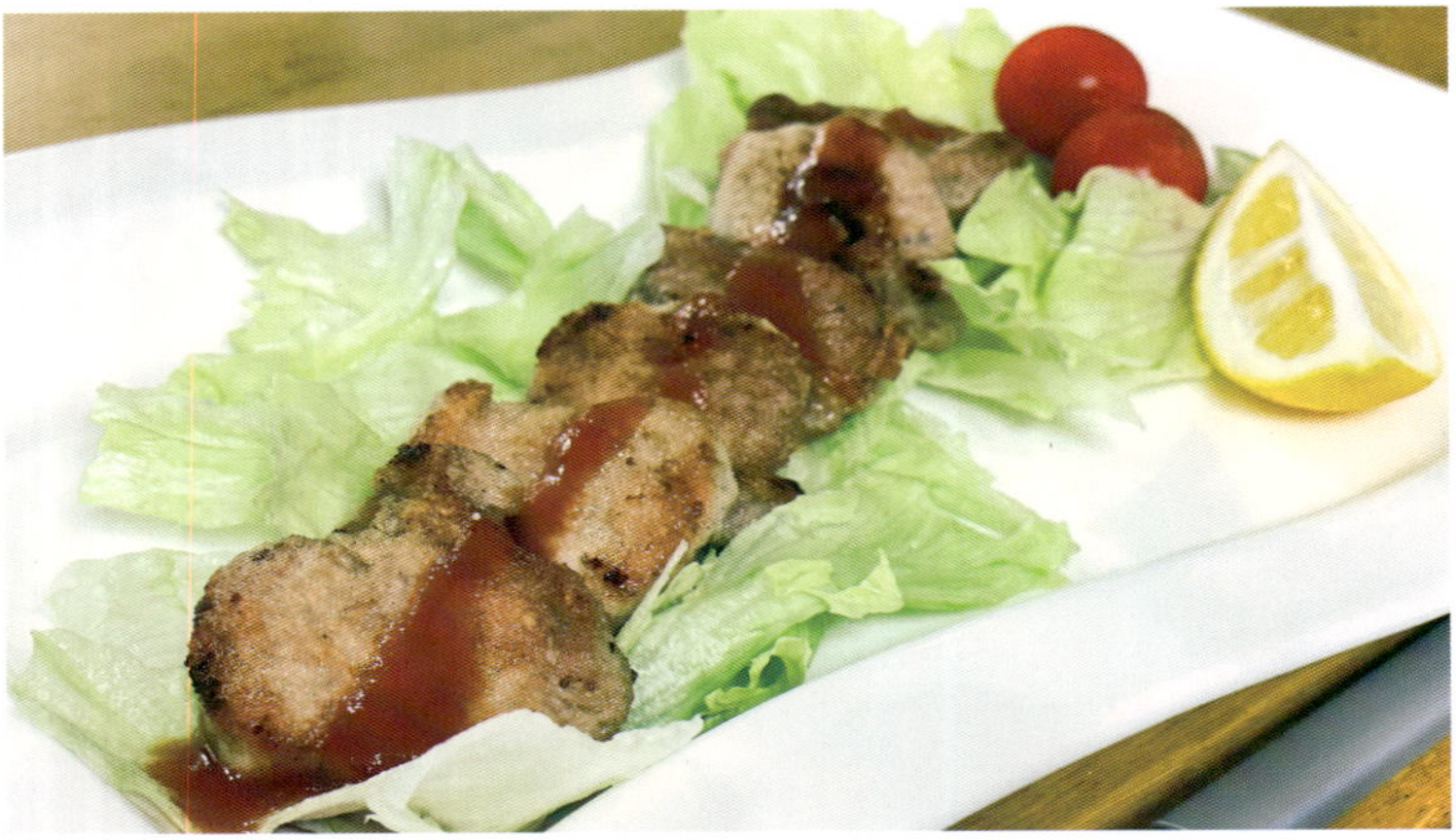

材料（2人分）

豚ヒレ肉（スライス）	250g	菜種油	適量
塩	小さじ1	片栗粉	適量
こしょう	適量		

【A】

ケチャップ	大さじ2	オイスターソース	大さじ1
酒	大さじ2	塩	少々
甜菜糖《てんさいとう》	大さじ1	こしょう	少々

作り方

1.ジッパーバッグに豚ヒレ肉を入れ、塩、こしょうで下味をつけ、30秒ほどもみこむ。

2.**【A】**を小さめのボールや器に混ぜる。味見をして好みの味に調える。

お手伝いPOINT ソースの調味料を計ってみよう！

3.**1**の豚ヒレ肉に片栗粉を軽くまぶし、焼くときよりも少し多めの菜種油で、表面がこんがり焼き色がつくまで揚げ焼きする。

4.**3**の豚ヒレ肉に**2**のソースを絡めたら完成。

カツオのたたき ユッケ風

ブリやカンパチでもアレンジできる! お勧め魚料理

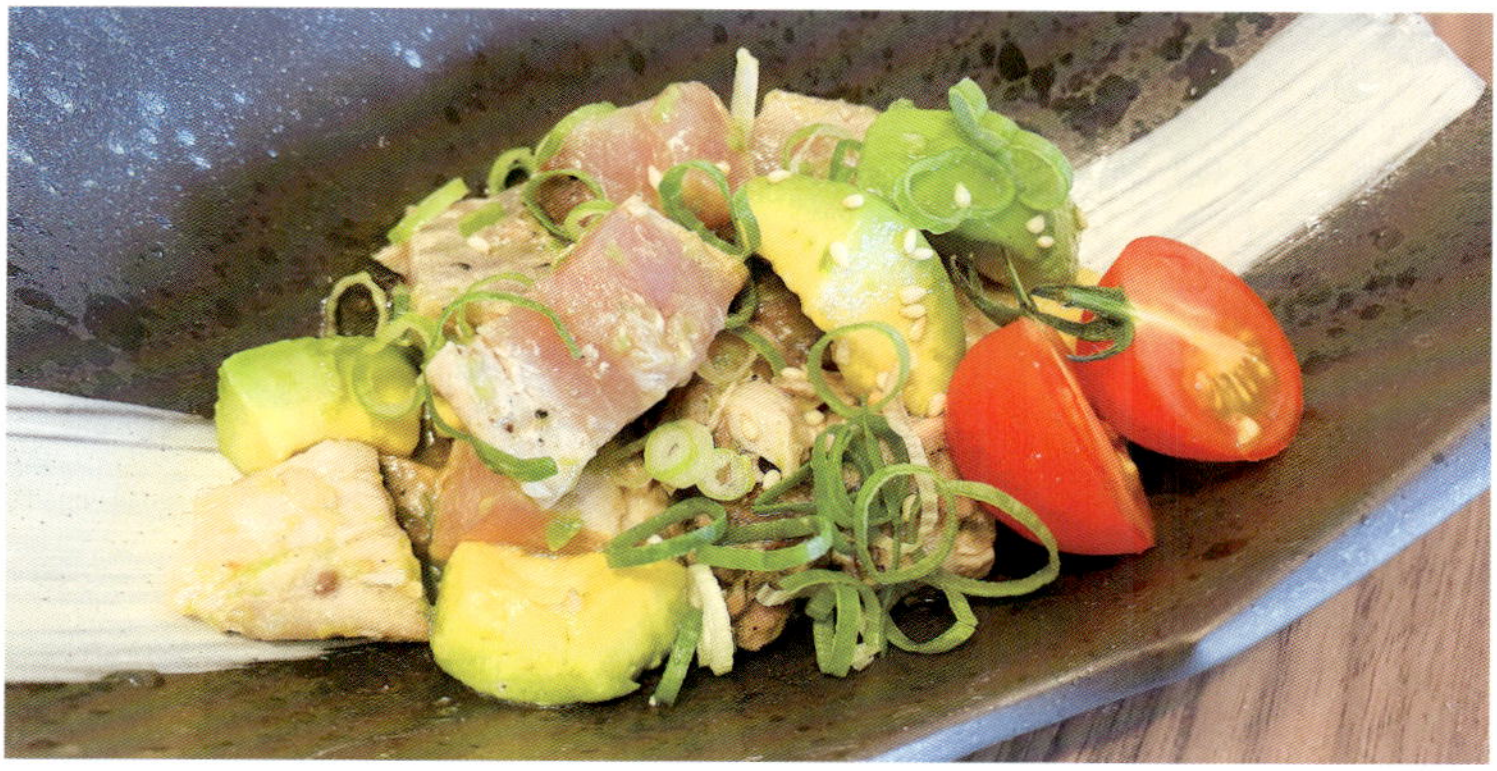

材料 (2人分)

刺身用カツオの柵 …… 140g
塩 …… 少々
アボカド …… 100g
ごま …… 少々
ミニトマトや万能ネギなどの彩り野菜 …… 適量

【A】
ごま油 …… 小さじ2
しょうゆ …… 小さじ1
ナンプラー …… 小さじ1

作り方

1. カツオの表面に塩を振り、フライパンで表面だけ焼き目をつける。
2. アボカド、焼き目をつけたカツオを2cmのサイコロ状に切る。
3. **2**と【A】をボールで混ぜ合わせる。
4. **3**を冷蔵庫で食べる直前までなじませて冷やしておく。
5. お皿に**4**をこんもりと立体的に盛り付け、ごまと万能ネギをかけ、半分にカットしたミニトマトなどを飾って出来上がり。

お手伝いPOINT きれいに盛り付けてみよう!

【一言メモ】カットされた魚ではなく、お店で柵状にさばいてもらうのがお勧め。

サバとミニトマトのハーブスパイス煮

頭が良くなるオメガ3脂肪酸たっぷりの魚料理

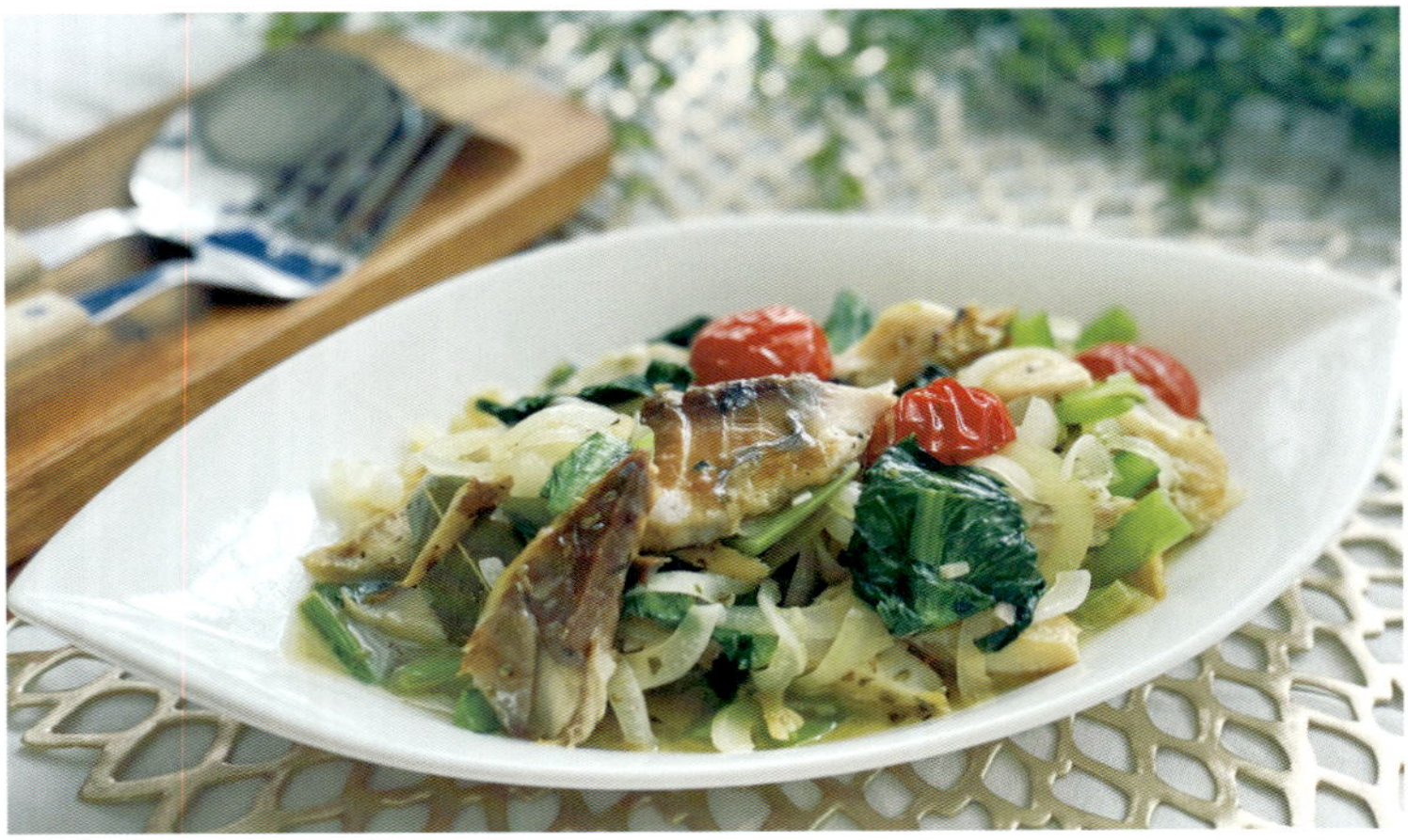

材料（2人分）

サバ	1/2尾	白ワイン	100ml
ニンニク	1かけ	塩	少々
小松菜	1本	こしょう	少々
ミニトマト	4個	オリーブオイル	大さじ2
タマネギ	1/3個	オレガノ	適量
ローレル	1枚		

作り方

1.サバの両面に塩を軽くふり、3分おいてからグリル網で焼く。焼けたら骨を抜き取り、粗くほぐす。

お手伝いPOINT 魚の骨を取ってほぐしてみよう！

2.ニンニクはみじん切り、タマネギは縦半分にし薄切り、ミニトマトは半分に、小松菜は2～3cmにカットする。

3.フライパンにオリーブオイルを敷き、**2**のニンニクを加えて弱火にかける。

4.**2**のタマネギとミニトマト、ローレルを加えてざっと混ぜ、白ワインを加える。

5.タマネギがしんなりしてアルコールが飛んだら、ほぐしたサバと小松菜を加え、オレガノ、塩、こしょうで味を調えて出来上がり。

豆モヤシのえごま油ナムル

良質な油をとって脳の働きを活性化させよう

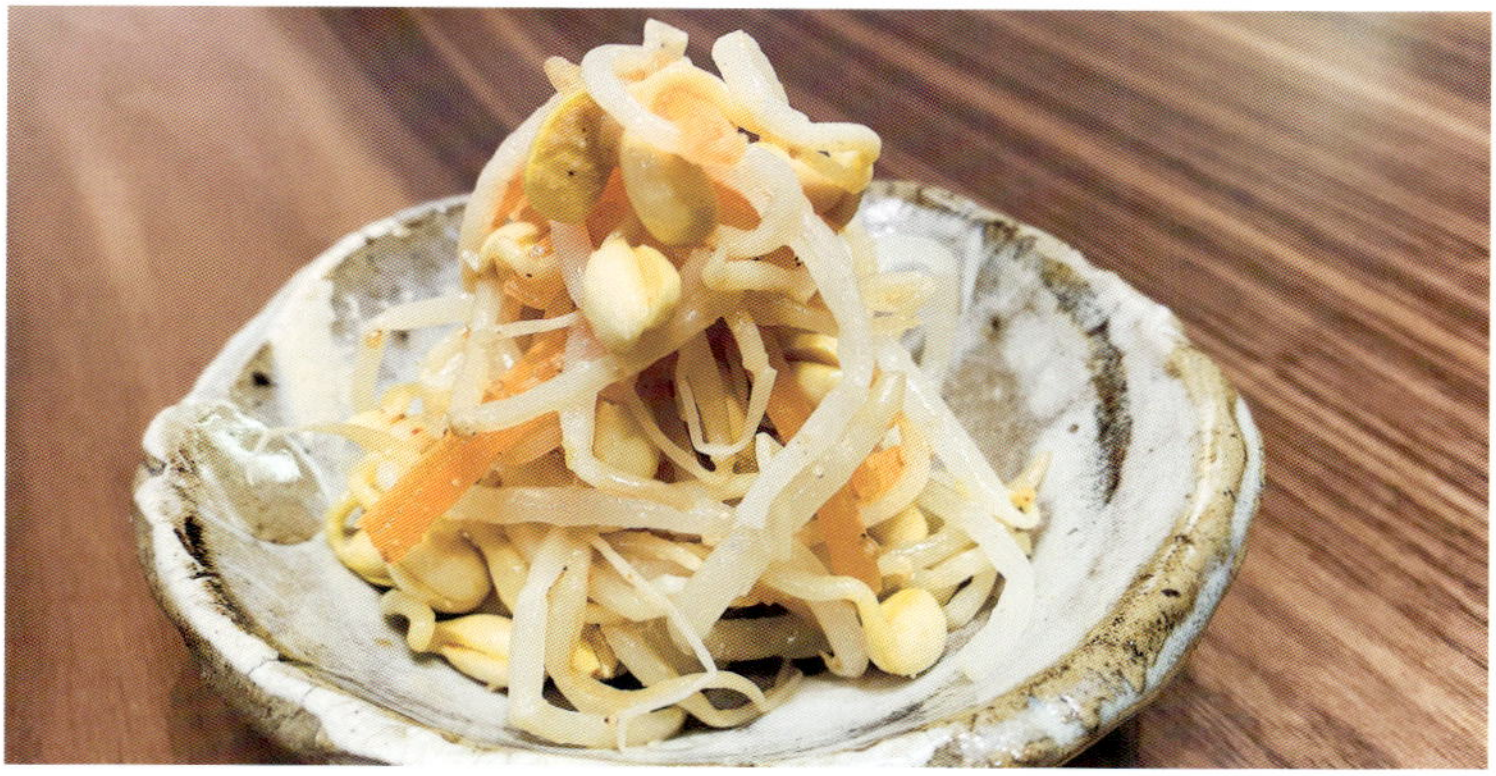

材料（2人分）

豆モヤシ……100g　ニンジン……40g

【A】

ニンニクおろし……1/2かけ
薄口しょうゆ……小さじ1/2
塩……小さじ1/3
酢……大さじ1/2
えごま油……小さじ1/2
ごま油……小さじ1/2
すりごま……小さじ1/2

作り方

1.ニンジンは3mmの千切りにし、豆モヤシは流水で洗う。
2.豆モヤシとニンジンを鍋に入れ、かぶるくらいの水を入れる。
3.水から火をつけて沸騰するまで待つ。
4.沸騰してきたら全体をかき混ぜる。
5.1分したらざるにあけて流水で冷やし、冷えたら水をしぼる。
6.豆モヤシとニンジンに【A】の合わせ調味料を混ぜる。

お手伝いPOINT　**食材と調味料を計って混ぜよう！**

7.食べる直前まで冷蔵庫で味をなじませておく。

親子丼

BCAAたっぷりでやる気がみるみる沸き起こる!

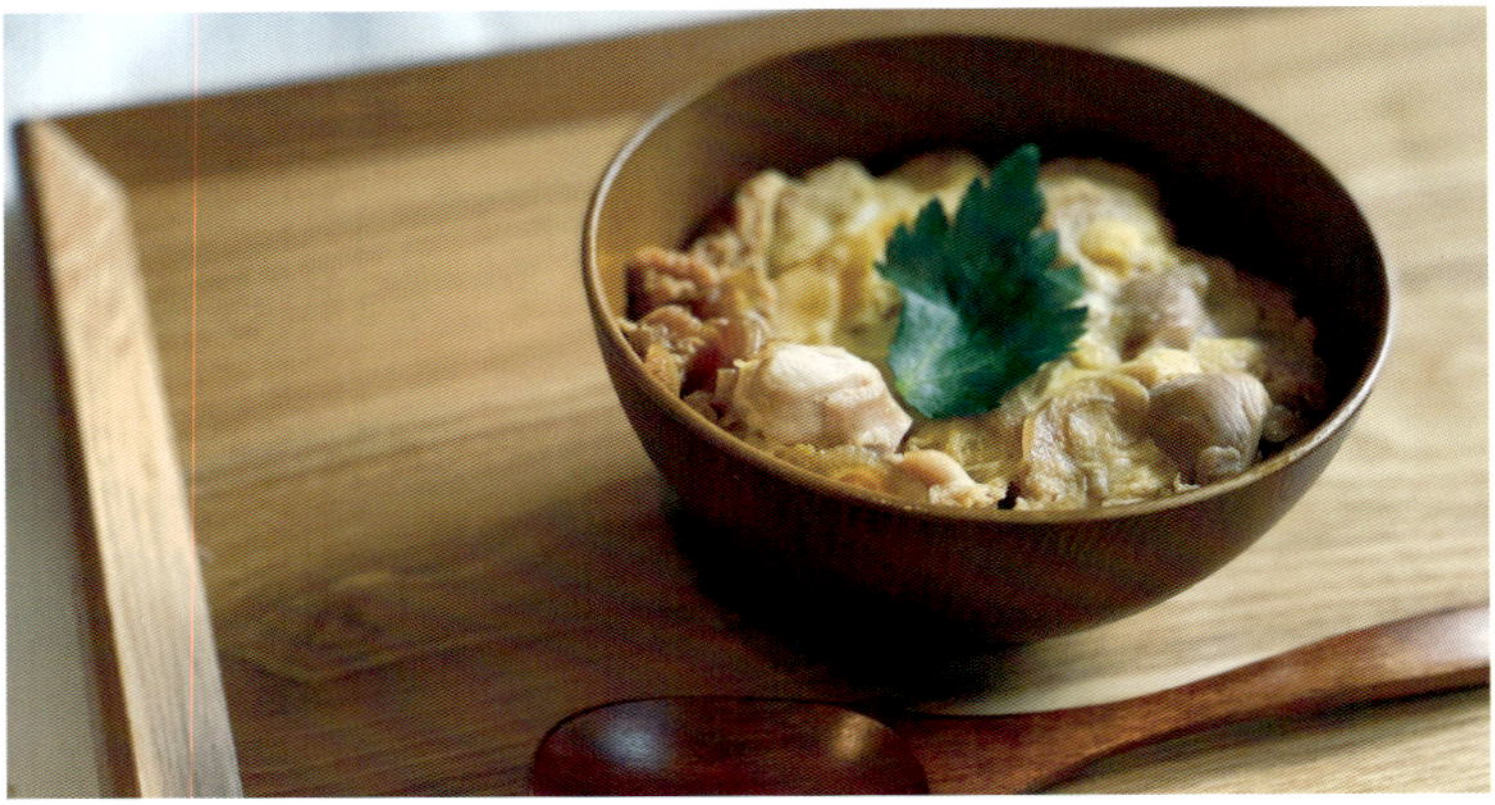

材料（2人分）

鶏モモ肉	100g	三つ葉	適量
タマネギ	1/2個	ご飯	茶碗2杯
卵	4個	（完全無農薬玄米がおすすめ）	
刻み海苔	適量		

【A】

しょうゆ	大さじ2	甜菜糖	大さじ1
みりん	大さじ2	かつおだし	50cc

作り方

1. 【A】をボウルに入れ、混ぜ合わせて割り下を作り、よく混ぜる。溶けずに残っている部分が多少あってもよい。

お手伝いPOINT 【A】の材料を計ってみよう!

2. 丼鍋かミニフライパンに、鶏モモ肉、タマネギ、1を入れて5分程度煮込む。
3. 鶏モモ肉に火が通ったら、溶き卵を鍋の周りから回し入れる。
4. 溶き卵がフライパン全体にいきわたるよう、菜箸で軽く混ぜる。
5. 卵が少し固まったら、ご飯の上に刻み海苔をのせ、ご飯に盛り付ける。仕上げに三つ葉をのせたら完成。

ハムサンドの豆腐ステーキ

いつもの豆腐がやる気のみなぎる一品に大変身!

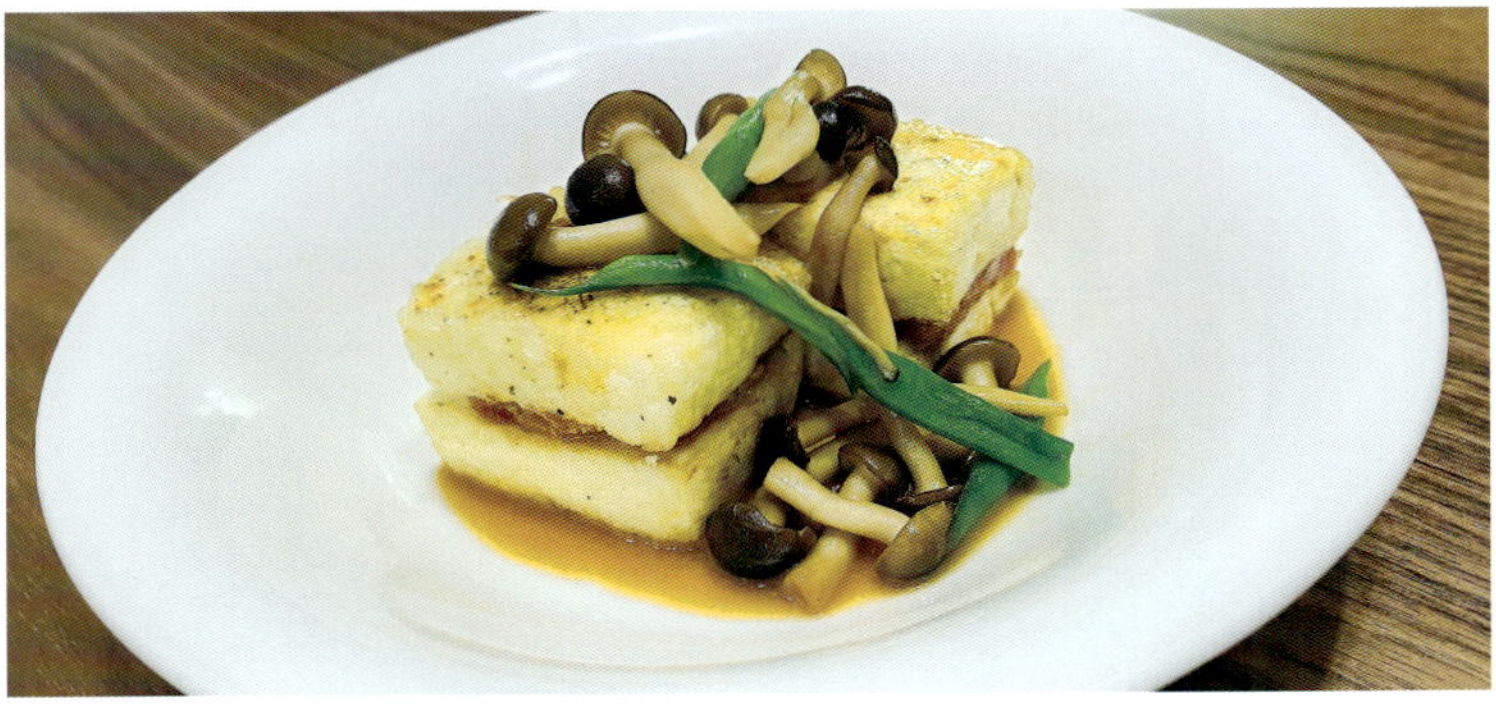

材料（2人分）

木綿豆腐	300g
しめじ	30g
インゲン	30g
無塩せきハム	2枚
片栗粉	適量
オリーブオイル	大さじ1
ニンニクおろし	1/2かけ
バター	10g
しょうゆ	小さじ1
みりん	小さじ1
塩	小さじ1/6

作り方

1. 木綿豆腐は、横に半分、縦に十字に切って8個にカットしておく。
2. **1**を沸騰したお湯に1分ほどくぐらせ、ざるにあげてしばらく水分をきる。
3. しめじはいしづきを取り、ばらしておく。インゲンは水洗いし、すじを取ってヘタの部分を切り落とす。その後3等分にカットする。
4. インゲンは沸騰したお湯で3分程度、歯ごたえが残る程度に茹でておく。
5. 半分に切ったハムを豆腐に挟んで、周りに片栗粉をまぶす。

お手伝いPOINT 豆腐にハムを挟んで片栗粉をまぶそう!

6. **5**をオリーブオイルで周りがカリッとなるまでじっくり中弱火で焼く。
7. **6**を皿に移し、**3**のしめじ、**4**のインゲン、ニンニクおろし、バターを強火で炒める。
8. **7**にしょうゆとみりん、塩を加えて味付けし、豆腐の上にかけて完成。

玄米ご飯

GABAが入ったお米を毎日おいしく食べよう

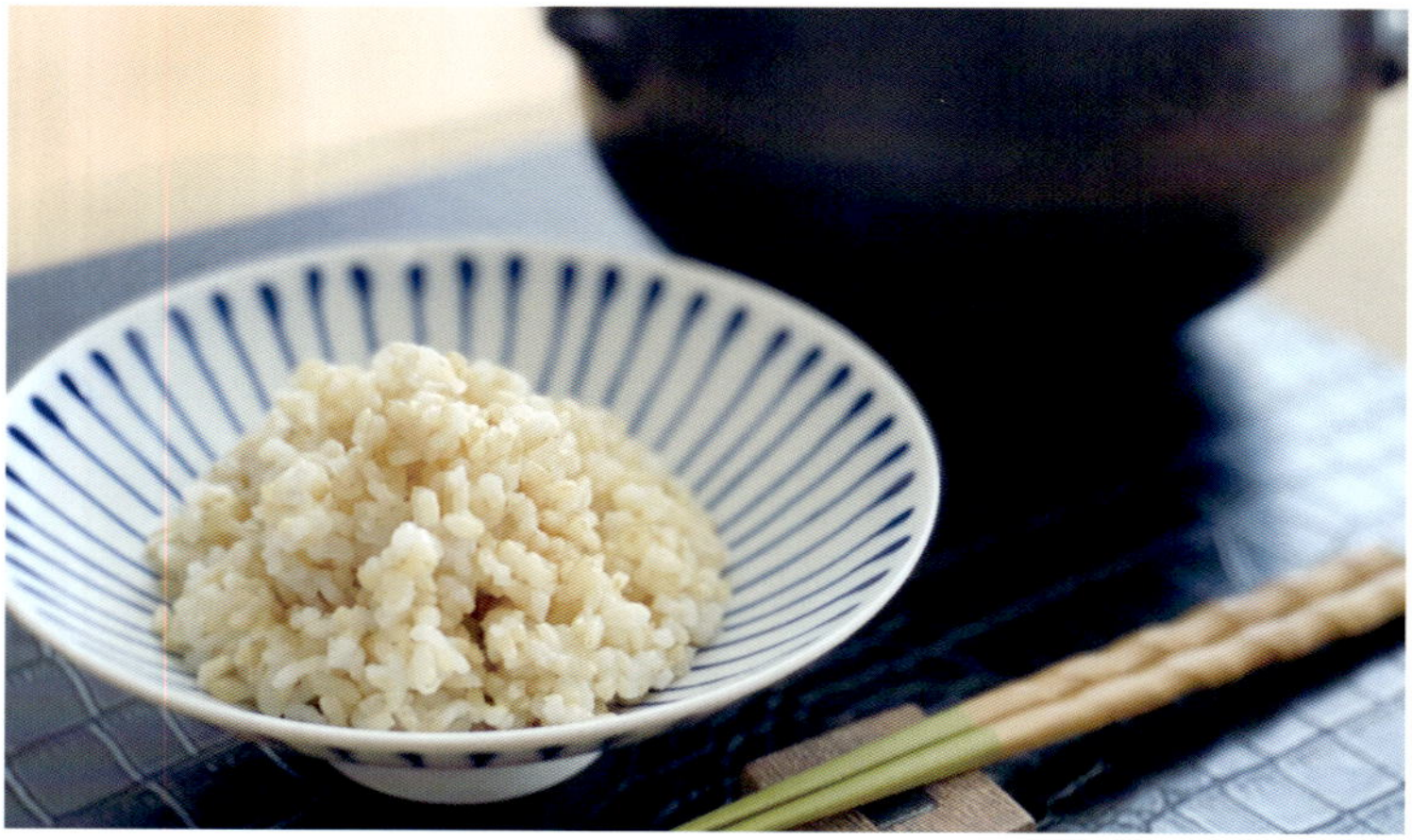

材料（4人分）

玄米 …… 2合
水 …… 600ml
塩 …… ひとつまみ

作り方

1.玄米を洗ってゴミやほこりを流し、しっかりもみ洗いをする。

お手伝いPOINT お米をすり合わせて洗ってみよう！

2.水600mlと塩をひとつまみ入れて、6〜9時間程度浸水させる。

3.炊飯する。炊飯器の「玄米モード」で炊けばOK。

4.30分ほど蒸らす。うまく炊けると、水蒸気の泡がお米を押し上げてできる「カニ穴」が出る。

【一言メモ】玄米は1合炊きよりも多く炊いたほうがおいしいので、2合以上で炊き、残ったら冷凍保存がお勧め。土鍋を使う場合は、玄米2合に対して水500〜600mlで炊く。火加減は、中火にかけて沸騰したら弱火で25分〜30分が目安。最後に30秒ほど強火にして火を止めたら出来上がり。

ポテトとナスのトマトソース炒め

野菜がたっぷりとれて頭も冴える!

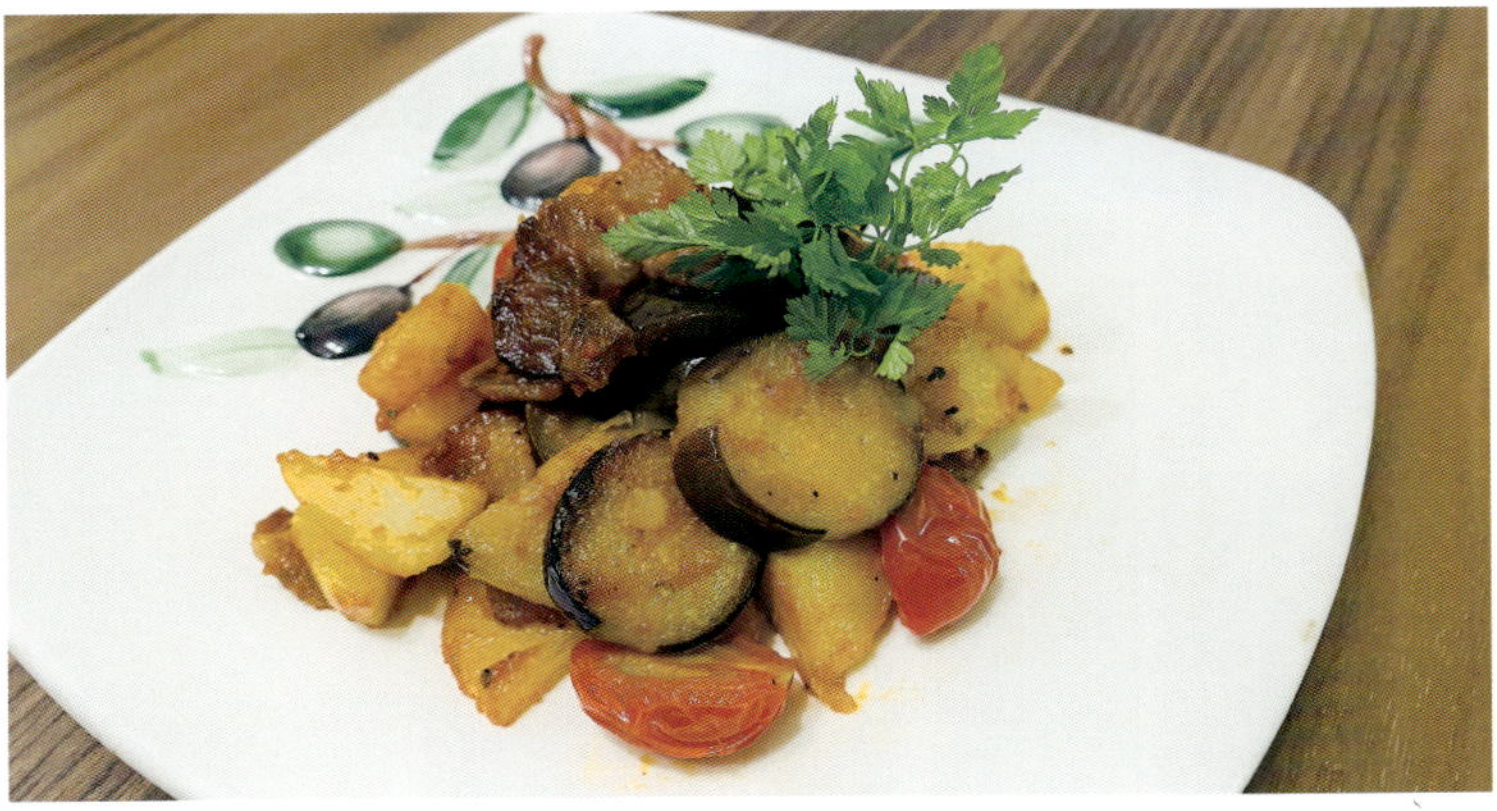

材料（2人分）

ジャガイモ	大1個
ミニトマト	6個
ナス	1本
無塩せきベーコン	30g
オリーブオイル	大さじ1
塩	小さじ1/2
ホワイトペッパー	少々
ケチャップ	大さじ2
パセリ	少々

作り方

1.ジャガイモは縦1/4に切り0.5cmのイチョウ切りにして、一度串が刺さるまで茹でこぼす。

2.ミニトマトは半分に切る。

3.ナスを0.5cmの輪切りにして、ベーコンは2cm幅にカットしておく。

お手伝いPOINT 材料の野菜をすべてカットしてみよう!

4.**3**のベーコンを弱火で炒め、脂が出てきたらオリーブオイルとナスを加えて中火にし、一緒に焼き目がつくまでソテーする。

5.焼き目がついたら**1**のジャガイモと**2**のミニトマト、塩、ケチャップ、ホワイトペッパーを加えて、水分を飛ばすように中火で焦げないように炒める。

6.すべてにしっかり火が通り、味がなじんだら皿に盛り、パセリなどをあしらって完成。

グリーンサラダ チアシードドレッシング

ミネラル豊富なスーパーフードをおいしく食べる

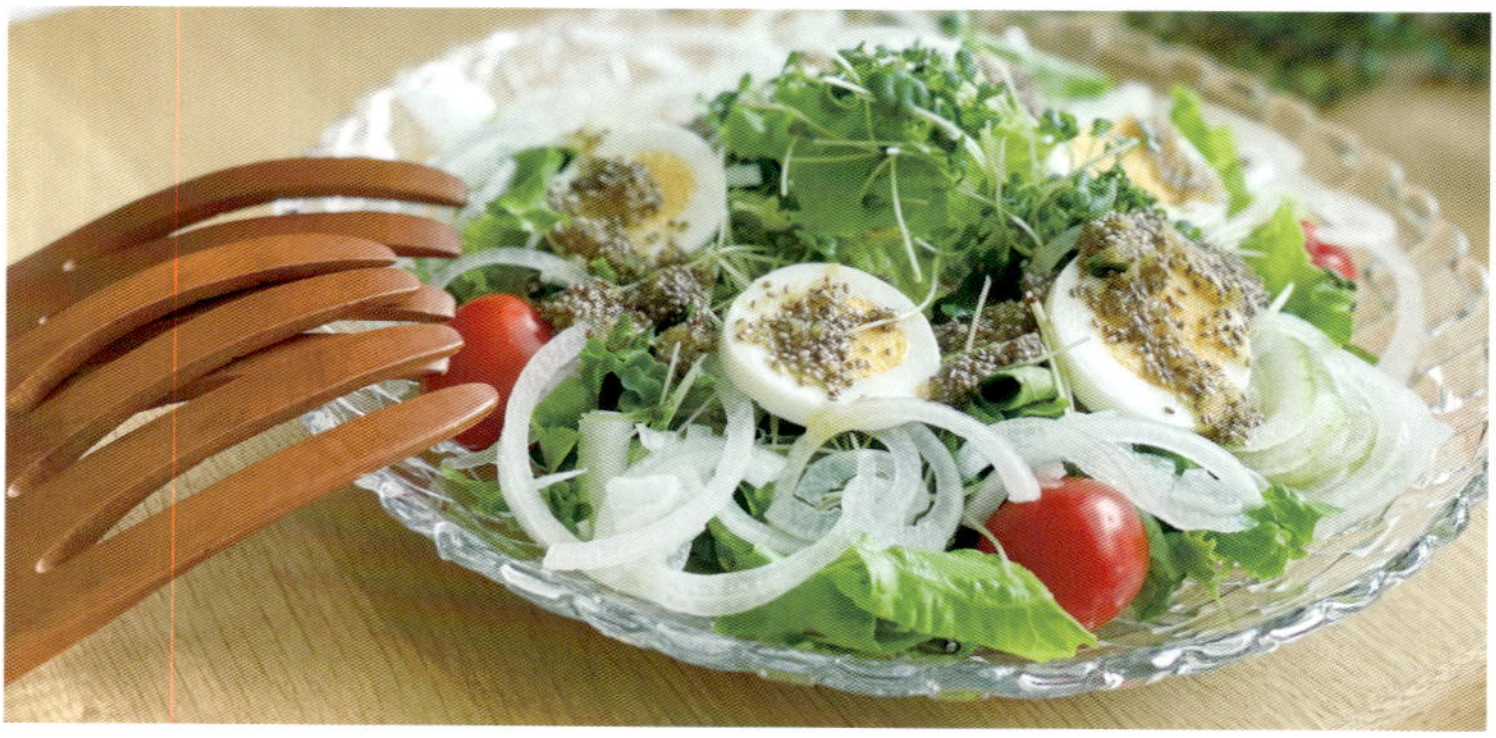

材料（2人分）

グリーンレタス……3枚
スプラウト……1/2パック
ゆで卵……1個
新タマネギ……1/8個
（なければタマネギ）
ミニトマト……3個

【A】
オリーブオイル……大さじ1
タマネギおろし……大さじ1
ニンニクおろし……小さじ1/2
みりん……大さじ1
酢……大さじ1
しょうゆ……小さじ1
塩……ひとつまみ
チアシード……小さじ2

作り方

1.グリーンレタスはひと口サイズに手でちぎって、水で洗い水気をきる。スプラウトは根元を切り落とす。

2.タマネギは薄切りにし、水にさらして水気をしっかりきる（新タマネギの場合は、10分ほど空気に触れさせるだけでOK）。

3.【A】の材料をボウルで混ぜ合わせ、冷蔵庫で約10分冷やす。

お手伝いPOINT **チアシードを水で戻すとどうなるか、観察しよう！**

4.**1**のグリーンレタスとスプラウト、**2**のタマネギを混ぜ合わせ、輪切りにしたゆで卵やミニトマトとともに器に盛りつけて、**3**をかけたら完成。

ビーツのピクルス

鮮やかな色のビーツは見ても食べても元気が出る!

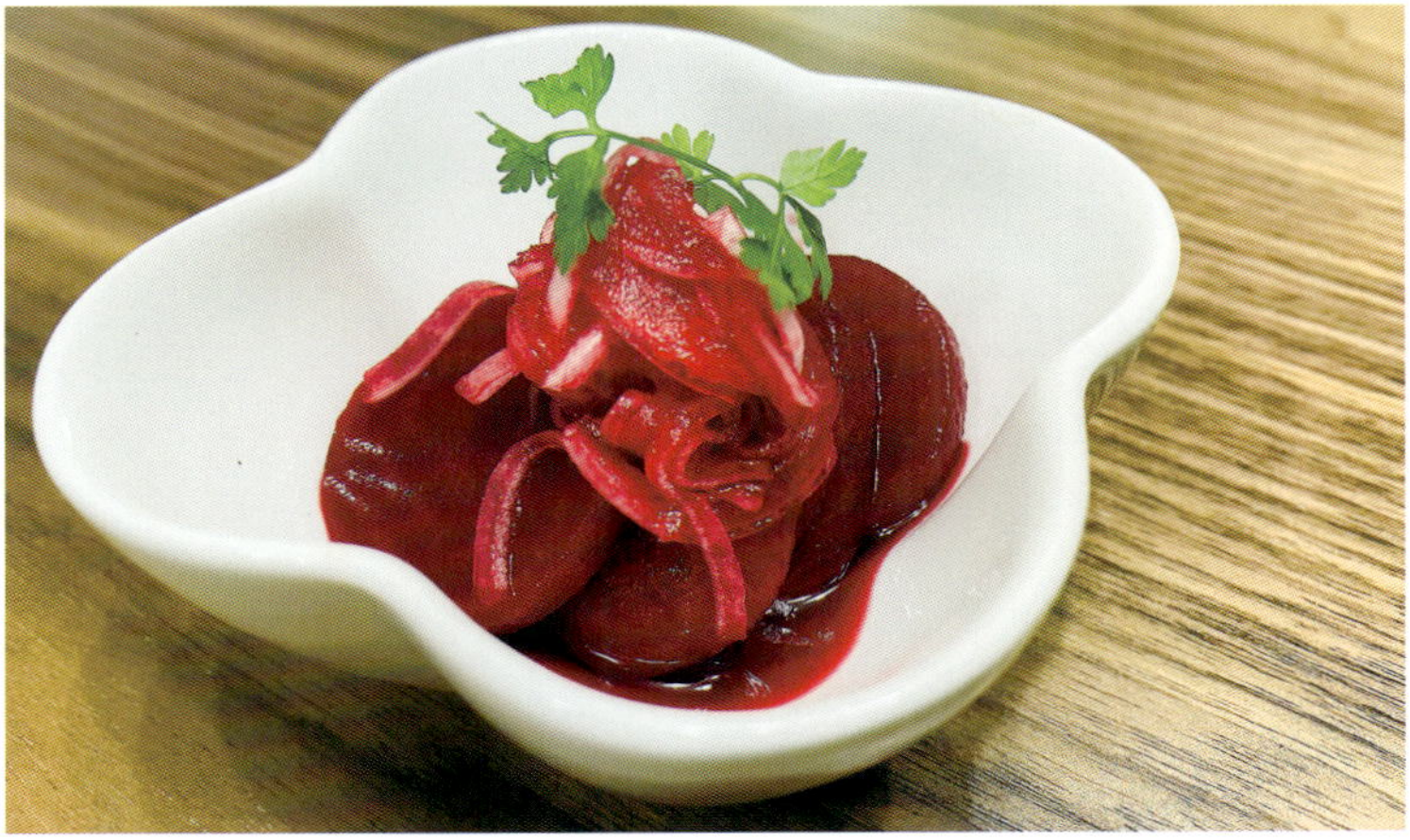

材料 (5人分)

ビーツ缶詰 ……… 1缶(200g)
タマネギ ……… 1/4個

【A】
酢 ……… 大さじ3
きび糖 ……… 25g
クミンシード ……… 2g
水 ……… 大さじ1
塩 ……… ひとつまみ

作り方

1. ビーツは0.5cm程度にスライスする。タマネギは薄くスライスしておく。

お手伝いPOINT　ビーツとタマネギを切ってみよう!

2. 【A】を混ぜ合わせ、一度沸騰させて粗熱をとる。
3. 1のビーツとタマネギを2に入れる。
4. 清潔な容器に入れて、冷蔵庫で1日置いたら出来上がり!

【一言メモ】冷蔵庫に入れたら「明日が楽しみだね!」と声掛けをしよう。

ニンジンシリシリ

ニンジンが苦手なお子さんでも食べられる!

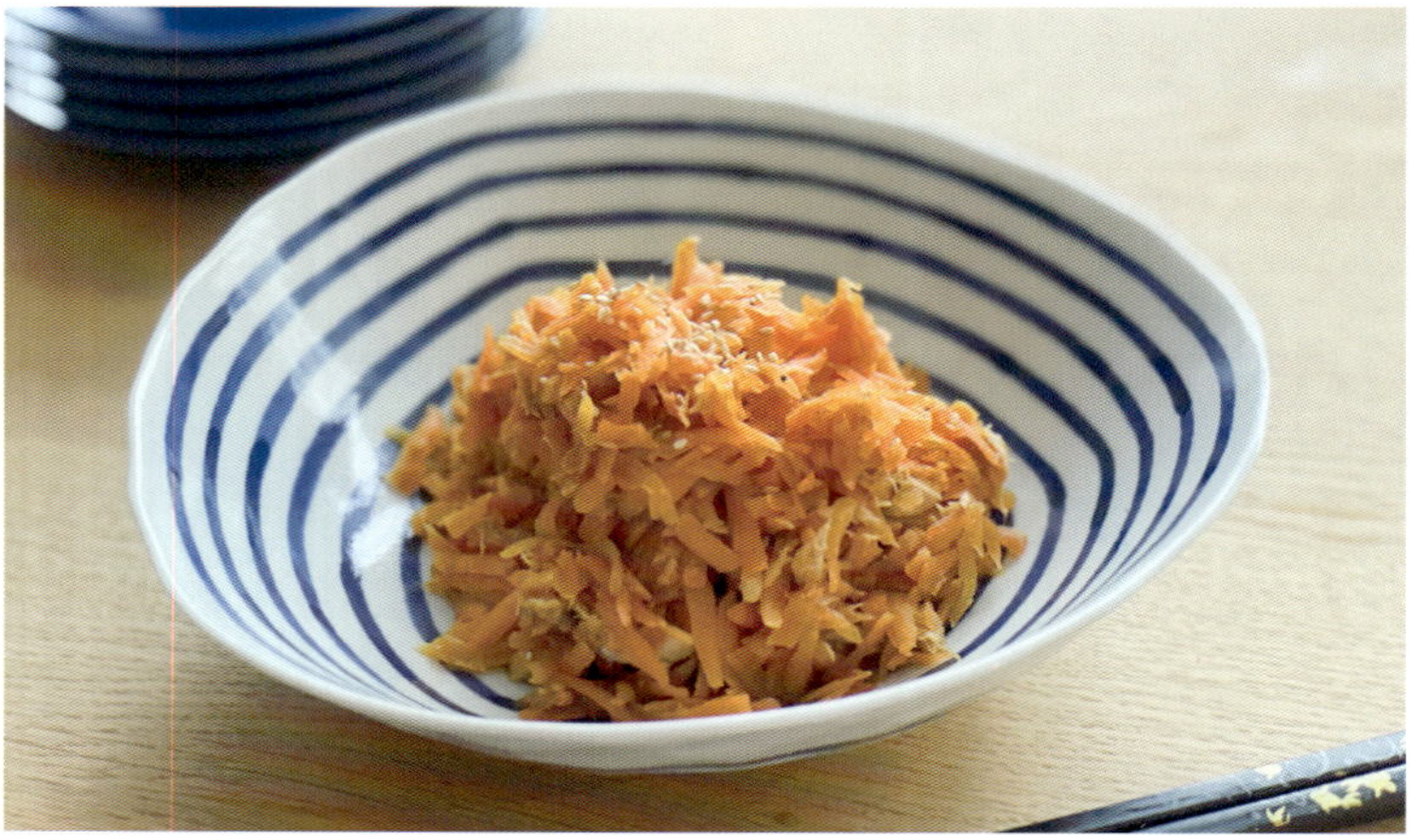

材料 (2人分)

ニンジン	小1本	ツナ	1缶
ごま油	小さじ1	しょうゆ	大さじ1
酒	小さじ1/2	みりん	小さじ1/2
甜菜糖	小さじ1/2	白すりごま	2つまみ

作り方

1.ニンジンを千切りにし、ごま油を敷いたフライパンで炒める。しんなりしてきたら酒、甜菜糖を加えて炒める。

お手伝いPOINT ニンジンの千切りと調味料の計量をやってみよう!

2.汁気を軽く切ったツナを加え、しょうゆ、みりんを加えて炒める。仕上げに白すりごまをかけたら完成。

【一言メモ】ニンジンは太めに千切りすると食感があっておいしい!

体力アップ・糖質

サツマイモとリンゴの重ね煮

天然の甘味を感じる体にやさしいおやつ

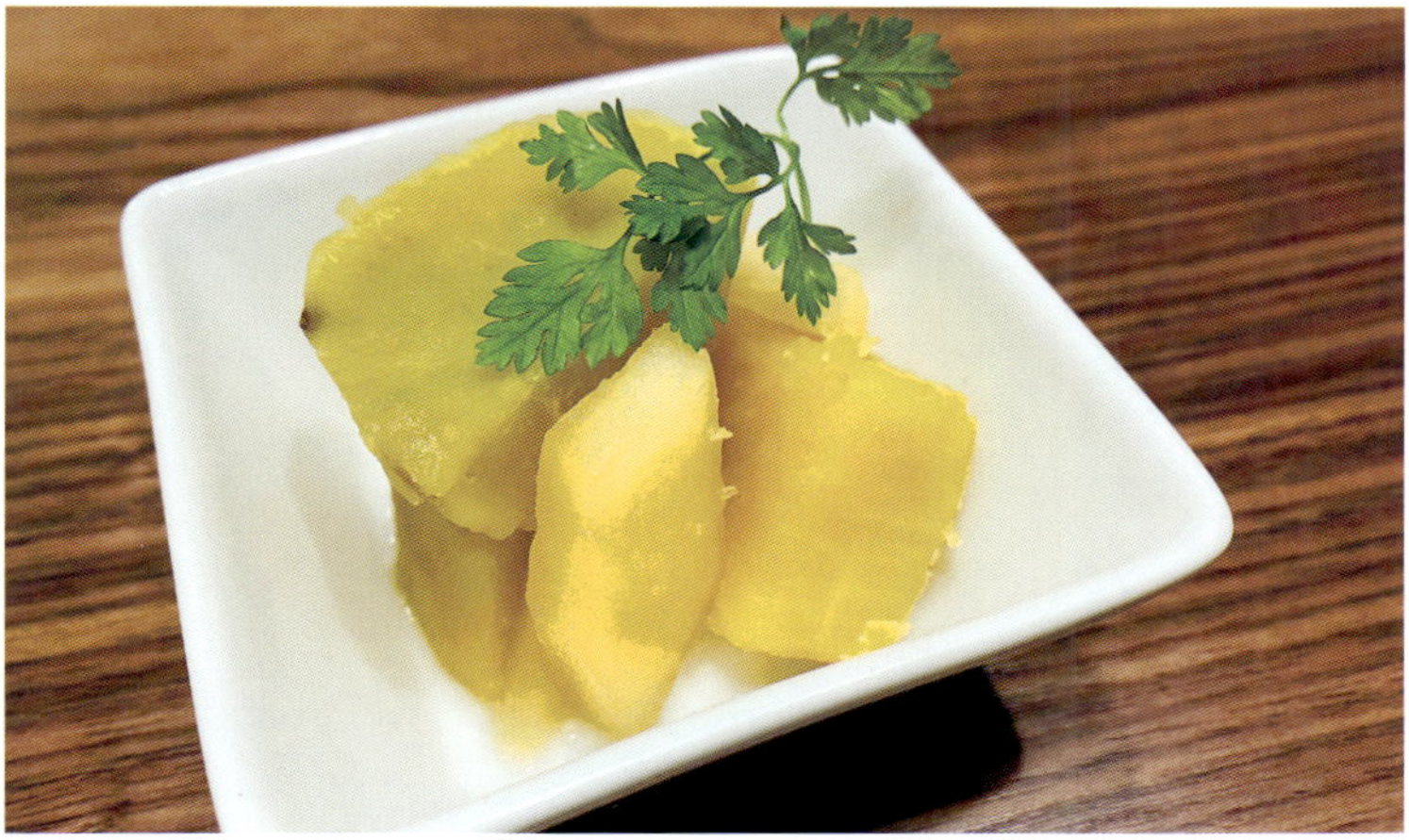

材料（8人分）

サツマイモ……2本（300g程度）
リンゴ……1/2個
バター……10g

【A】
きび糖……小さじ1
はちみつ……大さじ1
有機レモン汁……小さじ1
塩……小さじ1/6

作り方

1. サツマイモを縦半分にして、1.5cmほどの厚さに切る。
2. リンゴは皮をむき、縦に6等分して0.5cm幅に切る。

お手伝いPOINT リンゴの皮をむいてカットしよう。ピーラーを使ってもOK！

3. 具材がかぶるくらいの水と【A】を入れて加熱する。沸騰後は弱火にし、蓋をして10分煮る。
4. 火が通ったらバターを加えて全体になじませる。

レシピ考案・撮影

122・124・126・128・130・132・134 ページ担当

中原麻衣子（なかはら・まいこ）

成長期の
子供たちにとって、
日々の食事は本当に大切です。
母として精一杯サポートを
していきましょう!

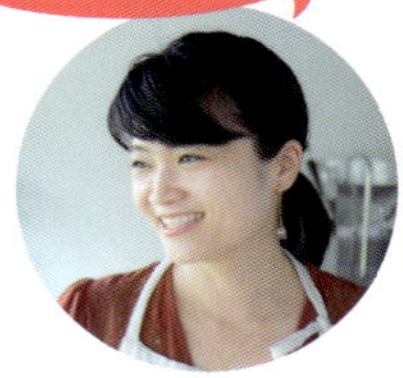

台所文化伝承家、食育・受験フードアドバイザー、「つながるキッチン」代表。「食」や「農」を軸に、これまで2000組以上の親子と向き合う。2017年より「受験と食」の講演も多数開催。自身の子育て経験を通じて開発した「ウカル飯ゼミナール」が全国の受験ママたちに大好評。メディア出演も多い。プライベートでは2児の母。

子育てに
一生懸命な親御さん。
食事の質に加えて
楽しく美味しく喜びにあふれる
食卓を作ってくださいね

123・125・127・129・131・133・135 ページ担当

松尾瑞穂（まつお・みずほ）

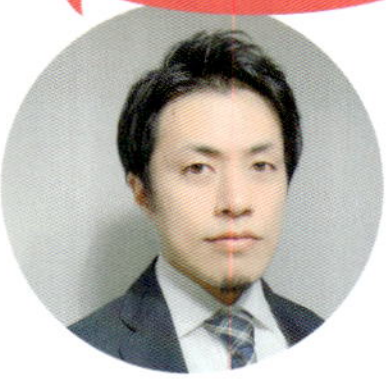

管理栄養士、調理師、アンチエイジフードマイスター、地中海料理研究家。医師、経営者、俳優、モデルなどに食・栄養指導を行う「知る人ぞ知る」完全紹介制のプライベートサロンを港区・青山で経営。健康・美容をテーマにした講演・セミナーも多く、食・栄養・身体の普遍的知識や新常識を織り交ぜた、真の栄養学や指導法を提供している。

**掲載レシピの
調理シーンを
動画でチェック
できます!**

魚や肉、野菜の正しい選び方

魚を買うときは、できれば、**切り身よりは柵状のもの、柵よりは丸ごとの魚**を購入しましょう。切り身の魚のほうが便利ですが、空気に触れる部分が多くなると魚が酸化してしまうからです。

魚のさばき方がわからない場合は、魚売り場でさばいてもらうといいでしょう。我が家の場合は、よくアジを三枚おろしにしてもらっています。

肉も小さく切ってあるものは便利ですが、切り口から酸化が進みますので、**できるだけブロックで購入する**ようにしましょう。

また、生の魚や肉は、温度が上がると腸の炎症の原因になる物質が増えてしまいます。できるだけすぐに冷蔵庫に保存し、その日のうちに調理して食べましょう。

次に、野菜の選び方にも触れておきます。

忙しいご家庭では、スーパーなどで売られているカット野菜を使うことも多いかもしれません。とても便利ですよね。

ところが、**カット野菜だけでは十分な栄養を得ることはできません。**

カット野菜がパック詰めされる製造工程では、洗浄と消毒がされています。その過程で多くの栄養素は流れ出てしまうからです。

また、そもそもどこで、どんな栽培によって作られた野菜かわかりませんよね。野菜の栄養を十分に摂取するためには、緑黄色野菜を中心に、少々面倒でも、産地や栽培方法のわかる野菜を買ってきて、家でカットするようにしたいものです。

現在では、産地や栽培方法にこだわった低農薬野菜をインターネットでも購入できますので、できるだけ安全で、栄養価の高い野菜を選ぶといいですね。

体に良さそうな野菜ジュースや乳酸菌飲料の落とし穴

野菜嫌いの子どもに野菜ジュースを飲ませることで、野菜不足を補っているご家庭も少なくないでしょう。

ところが、**残念ながら野菜ジュースでは必要な栄養を補えません。**野菜ジュースの原料には、出荷できないくず野菜や栽培方法が不明な野菜が使われていてもわかりません。

さらに、多くの野菜ジュースが濃縮還元されています。濃縮還元とは、野菜をすりつぶし、水分を飛ばすなどして濃縮した後に、水分を加えてジュース状に戻したものです。濃縮する際には熱が加えられますので、野菜に含まれるビタミンが変形したり、破壊されたりしています。

そして実は、**商品のラベルに記載されているビタミン量の表記は、圧縮する前の段階のものであることが多い**のです。

しかし、もともとの野菜に含まれていたビタミンは、製造工程で壊されてしまうと、ジュースにはほとんど残りません。

濃縮還元されてからビタミンを補充している商品もありますが、人工的に加えられたビタミンには、抗酸化作用などの生体利用率（効果）が低く、飲んでもあまり栄養になりません。

「野菜ジュースを毎日飲んでいるから大丈夫」と安心せず、しっかりと新鮮な野菜を食べるようにしたいものですね。

同じく、**体に良さそうに思える「乳酸菌飲料」も注意が必要**です。

多くの乳酸菌飲料は、原料に高濃度コーンシロップである「果糖ブドウ糖液糖」が使用されています。

果糖ブドウ糖液糖は血糖値を跳ね上げます。跳ね上がった血糖値は、その後、急降下を起こします。

Ｐａｒｔ２で書いたように、血糖値の乱高下が繰り返されると、体は血糖値の調整機能が壊れるなどのダメージを受けます。調整機能が壊れると、自律神経が乱れて、「落ち着きがない」「集中力がない」などの症状を引き起こすことになります。

また、最近はカロリーオフの乳酸菌飲料も多く売られていますが、カロリーオフの飲み物は人工甘味料（アステルパームやＬ－フェニルアラニン化合物）が多く含まれています。

人工甘味料は腸内環境を壊し、腸の炎症を引き起こしますので、お子さんには極力飲ませないようにしましょう。

（＊ https://www.nature.com/articles/nature13793）

調味料の良し悪しを見分けるテクニック

毎日、料理で使う調味料にも「毒メシ」が多く潜んでいます。

食材は毎回変えることができますが、基本の調味料は同じものを使う場合が多いので、できるだけ良質のものを選ぶようにしましょう。

使っていいかどうかを見分けるポイントは、**各調味料の商品ラベルを見て、できるだけ原材料が少ないシンプルなものを選ぶ**ことです。

一般的に、原材料がシンプルで体に良い調味料は、化学添加物を多く含む商品よりも、価格がやや高めの傾向があります。

でも、**調味料は料理で毎日使うもの。**少々値段が高くなっても、体に良いものを選ぶようにしたいものですね。

塩

スーパーで売られているほとんどの塩は人工的に作られた塩です。これらの塩は、しょっぱさの成分である塩化ナトリウムだけで構成されていることが多く、栄養となるミネラルは入っていません。

中には、人工的にミネラルを注入している商品もありますが、質が悪いものが多いので、できるだけ天然の塩を使うにしましょう。

お勧めの塩は、沖縄産の「ぬちまーす」や「雪塩《ゆきしお》」です。ナトリウムの含有量の割合が低く、マグネシウムやカリウムなど他のミネラルが豊富に入っています。

砂糖

白砂糖の代替品として使える甘味料はたくさんあります。きび糖・甜菜糖に置き換える方法は、すぐにできてお勧めです。ただし、どんな甘味料でもとりすぎは禁物。甘味を控えめにした食事に少しずつ慣れていくといいですね。

〈羅漢果（ラカンカ）〉

天然由来の甘味料です。白砂糖と同程度の甘さがあり、煮たり焼いたりする料理やお菓子作りにもピッタリ。「ラカントS」という商品が求めやすいでしょう。

〈オリゴ糖〉

お勧めなのがビート（甜菜）オリゴ糖です。オリゴ糖には多くの種類があり、純粋なオリゴ糖ではない場合もあるので注意が必要です。

一般的に、甘くないオリゴ糖には、「北海道産 天然 ビートオリゴ糖」など98％以上の高純度の商品があります。純度の高いオリゴ糖には、大腸のビフィズス菌の餌になるラフィノースという物質が入っています。

ただし、甘さが少ないので、料理の甘味料としては不向きです。**粉末をスープやカレー、ポテトサラダに混ぜるなどして食べる**といいでしょう。

一方、甘いオリゴ糖は純度が低く、ショ糖90％・オリゴ糖10％程度のものが多いです。ショ糖は糖蜜と表示されている場合もあります。成分表示を確認して、なるべくオリゴ糖の配分が多く、他の糖分が少ないものを選びましょう。

みりん

みりんも砂糖の代替の甘味料として使うことができます。砂糖を使う代わりに、みりんを積極的に使ってみるといいでしょう。

ポイントは、**良質の本みりんを選ぶ**ことです。みりんの原材料は焼酎、もち米、麹です。それ以外の添加物が入っているものや、「みりん風調味料」と表示されているものは選ばないようにしましょう。

味噌

味噌の原材料は大豆、米麹、塩の3つです。ラベルを見て、この3つ以外の材料が記載されていたら要注意です。

味噌の材料名によく見られる表示に「アミノ酸等」があります。

「アミノ酸等」は、正式にはグルタミン酸ナトリウムという物質で、脳を異常興奮させる性質があります。この「うまみ成分」を口にすると、脳内にドーパミンが出て、「おいしい!」と感じられるのです。

グルタミン酸ナトリウムは少量であれば問題ないのですが、量が多くなると健康に悪影響を及ぼすことがあります。

(＊doi:10.1111/j.1468-2982.2009.01881.x)

調味料の良し悪しの見分け方

味噌

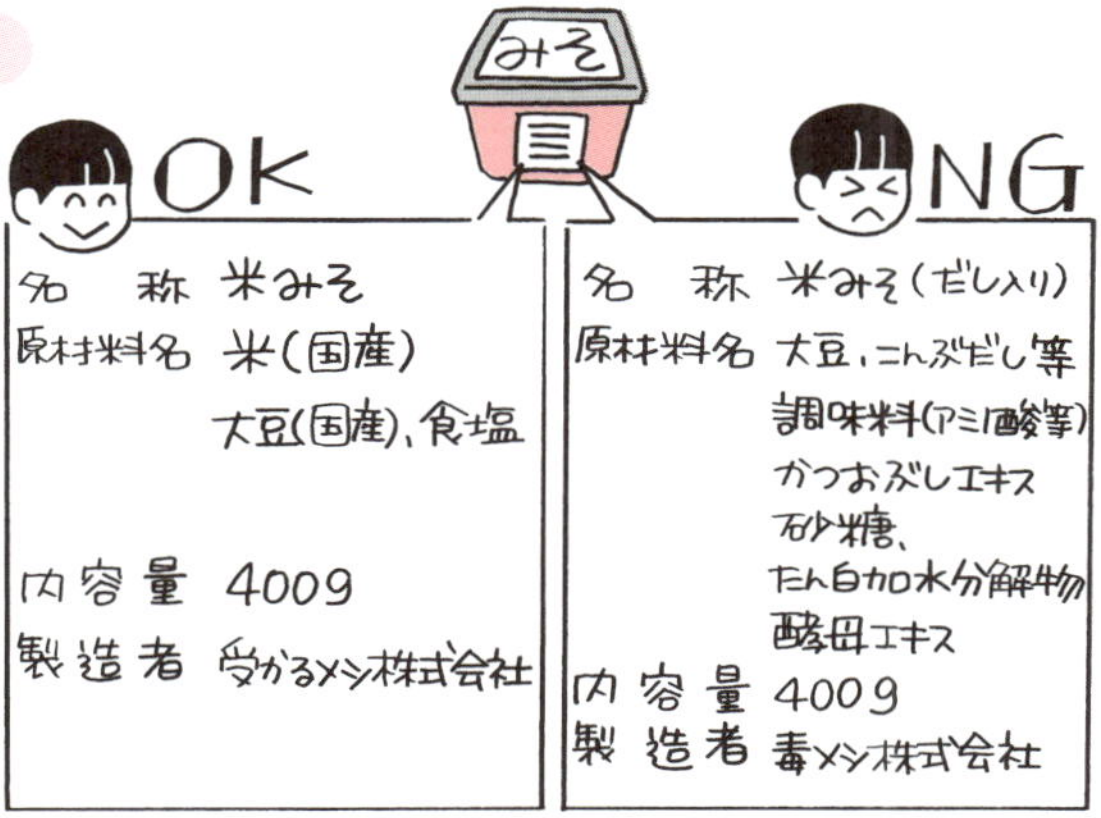

しょうゆ

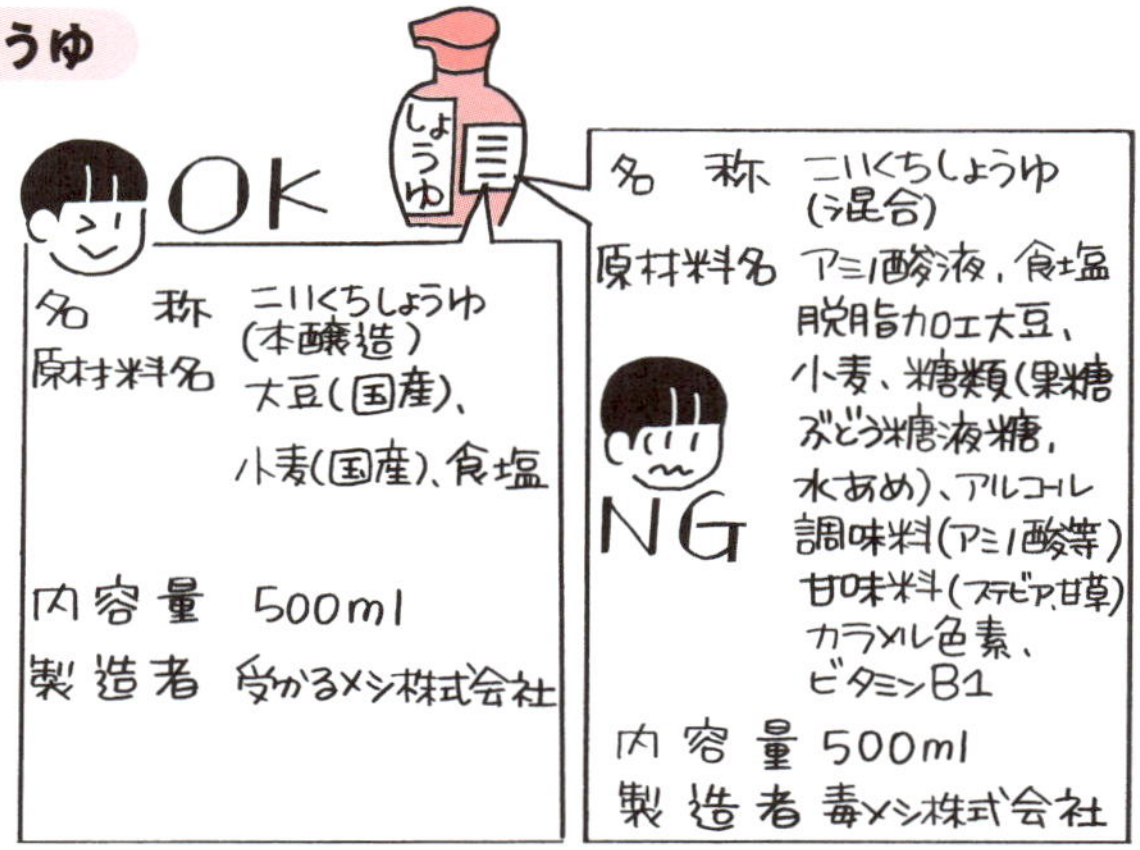

原材料が大豆、米、食塩などシンプルなものを選ぶ。
アミノ酸など多数の原材料名が記載されていたら要注意!

味噌は、味噌汁などにしてほぼ毎日摂取するものです。できるだけグルタミン酸ナトリウムの入っていないものを選びたいものですね。

なお、グルタミン酸ナトリウムは最近では、「酵母エキス」という表記をするものが多くなってきました。「酵母」というと自然なもので、体に良いと思いがちですが、実はこれも酵母を基調としたグルタミン酸ナトリウムです。脳に悪影響を及ぼす可能性があるという点では根本的に変わりがありません。

「マルサンの純正こうじみそ」のように、原材料が大豆（遺伝子組み換えでない）、米、食塩のようにシンプルな表示のものを選ぶようにしましょう。

しょうゆ

「大豆、米、食塩、小麦」などシンプルな原材料でできているものを選ぶようにしましょう。

アミノ酸液、酵母エキス、脱脂加工大豆、果糖ブドウ糖液糖、水あめ、ステビア、カラメル色素等、多数の原材料名が記載された商品は避けるように心がけましょう。

だし

原材料には、**あご、鰹、昆布などのシンプルなもので作られた商品**を選ぶようにしましょう。

「自然だし」「自然派」「無添加」と明記してあっても、うまみ成分となる「酵母エキス」や「調味料（アミノ酸等）」が含まれている場合が多いので注意が必要です。

油

できるだけ避けたい油は「キャノーラ油」と「サラダ油」です。

マウスの実験によって、「キャノーラ油」をとり続けると寿命が短くなるほか、脳出血の促進、性ホルモン異常、心臓・腎臓障害が起こりやすくなり、脳に影響を与えて異常行動を引き起こすことがわかっています。

（＊Kameyama T et al:Biol Pharm Bull 1996;19:400-404）

「サラダ油」の原料は、紅花油、ひまわり油、大豆油、コーン油など、原料がわからない場合が多く、また、抗酸化物質などが取り除かれているので、過酸化物質や酸化二次生成物（アルデヒド）などをつくりやすいといわれています。

また、人体に有害なトランス脂肪酸も含まれています。

（＊J Food Lipids. 1944;1:165-176）

トランス脂肪酸は動脈硬化や心臓病の一因となることがわかっているので、できるだけ摂取しないことが望ましいでしょう。

油を使いたい場合は、オリーブオイル、牛脂、ラード、ココナッツオイルなどを少量使用するといいでしょう（ココナッツオイルは、過剰摂取すると、性ホルモン異常が引き起こされる可能性があるので、頻繁にとらないように注意しましょう）。

（＊J Pharm pharmacol. 2007 jul;59(7):995-9）

また、亜麻仁油、えごま油などは熱に弱いので、サラダなどにかけて食べるようにするといいですね。

その他の調味料

マヨネーズやトマトケチャップ、ソースも、たくさんの添加物が含まれている商品があります。

「自然素材」や「無添加」と表示されているものもありますが、ラベルをきちんと確認して、できるだけ添加物の数が少ないものを選ぶようにしましょう。

また最近では、「カロリーハーフ」や「脂肪分カット」と表示された商品も多く見かけます。

しかし、脂質がカットされている商品は、油脂分とともに燃焼に必要な栄養分もカットされてしまっています。

そのため、カロリーカットの食べ物をとると、体は燃焼するために体内にある栄養を使って燃やそうとします。つまり、余分に栄養が使われてしまうことになるというわけです。

添加物の数の少ない商品の中では、**「生活クラブ」で販売されているマヨネーズやトマトケチャップ、ソースがお勧め**です。

Part4のまとめ

- 子どもの能力をアップする栄養素が詰まった「頭がよくなるレシピ」
- 日々の食卓に「頭がよくなるレシピ」をとり入れよう
- 野菜ジュースや乳酸菌飲料では十分な栄養が補えない
- 調味料はラベルを見て原材料の少ないシンプルなものを選ぶ
- サラダ油をやめてオリーブオイルを使おう

朝・昼・晩の食事改善テクニック

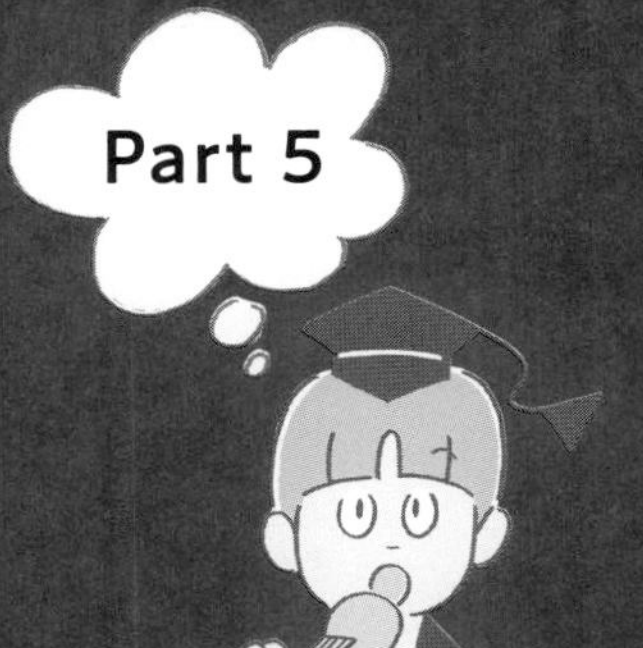

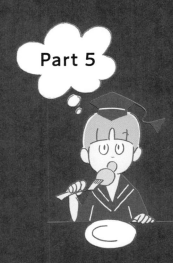

まずは朝ごはんから小麦を減らそう

このパートでは、朝食・昼食・夕食といったシーン別に、手軽にできる食事改善のヒントをお伝えします。実践しやすいところから、少しずつ取り組んでみましょう。


皆さんのご家庭では、朝ごはんに何を食べていますか?

「忙しくて朝ごはんを食べる時間がない」「子どもたちも食欲がないから食べていない」というご家庭も少なくないですよね。

朝食を完全に抜いてしまうことはないものの、「パンと牛乳、あるいはシリアルに牛乳をかけて食べている」というご家庭も多いと思います。

でも、**朝食にパンやシリアルを食べることは、できるだけ控えましょう。**

本書では小麦の怖さをお伝えしてきましたが、パンやシリアルのほとんどが、小麦でできています。

さらに牛乳を併せて食べるとなると、腸に大きなダメージを与えてしまいます。小麦×牛乳で「毒メシ」がダブルパンチで腸に炎症を引き起こすことになります。

では、牛乳の代わりに、豆乳をかけるのはどうでしょうか？

大量の豆乳を摂取すると、豆製品に対するアレルゲンが蓄積されてしまい、アレルギーを引き起こすことがあります。

豆乳はときどき料理に使ったり、自家製ヨーグルトを作るベースに使ったりするぶんには構いませんが、シリアルにかけて毎朝摂取するというのは控えたほうがいいでしょう。

シリアルが子どもたちに人気の理由は、あのカリカリとした食感ですよね。ところが、その**カリカリ感も「毒メシ」の持つ特徴**なのです。

カリカリした食べ物は、素材の水分を飛ばすために、油で揚げていることが多いのですが、油が過熱して酸化すると、発がん性のある物質に変化します。

また、揚げ油に多く使われているのが植物油です。いつも食べているシリアルのパッケージを見てみましょう。「植物油脂」と書いてあったら要注意。植物油脂の危険性はＰａｒｔ２でお伝えしましたよね。

パンやシリアルをおにぎりと味噌汁に

では、朝食には何をとればいいのでしょうか。

シリアルの代わりに、**朝食にお勧めなのがお米**です。おにぎりにしておけば、時間がない朝でも簡単に食べることができてお勧めです。

白米よりも精製度の低い玄米や発芽玄米を使うとより良いでしょう。全部が玄米・発芽玄米だと食べにくい場合には、白米に混ぜて炊き込むのもお勧めです。糖の吸収が緩やかになります。

さらに、**海苔を巻いて食べれば、多くのミネラルが補給できます**。海苔には免疫力を高める働きのある亜鉛や、皮膚や粘膜を強くするビタミンAやビタミンC、疲労回復に役立つビタミンB_1やビタミンB_2も多く含まれています。

また、ひじき（マグネシウム）、さくらえび（カルシウム）、豚ひき肉（ビタミンB群）などをお米と一緒に炊き込むと、一度にたくさんの栄養がとれますよ。

玄米と味噌汁は最強の「受かるメシ」

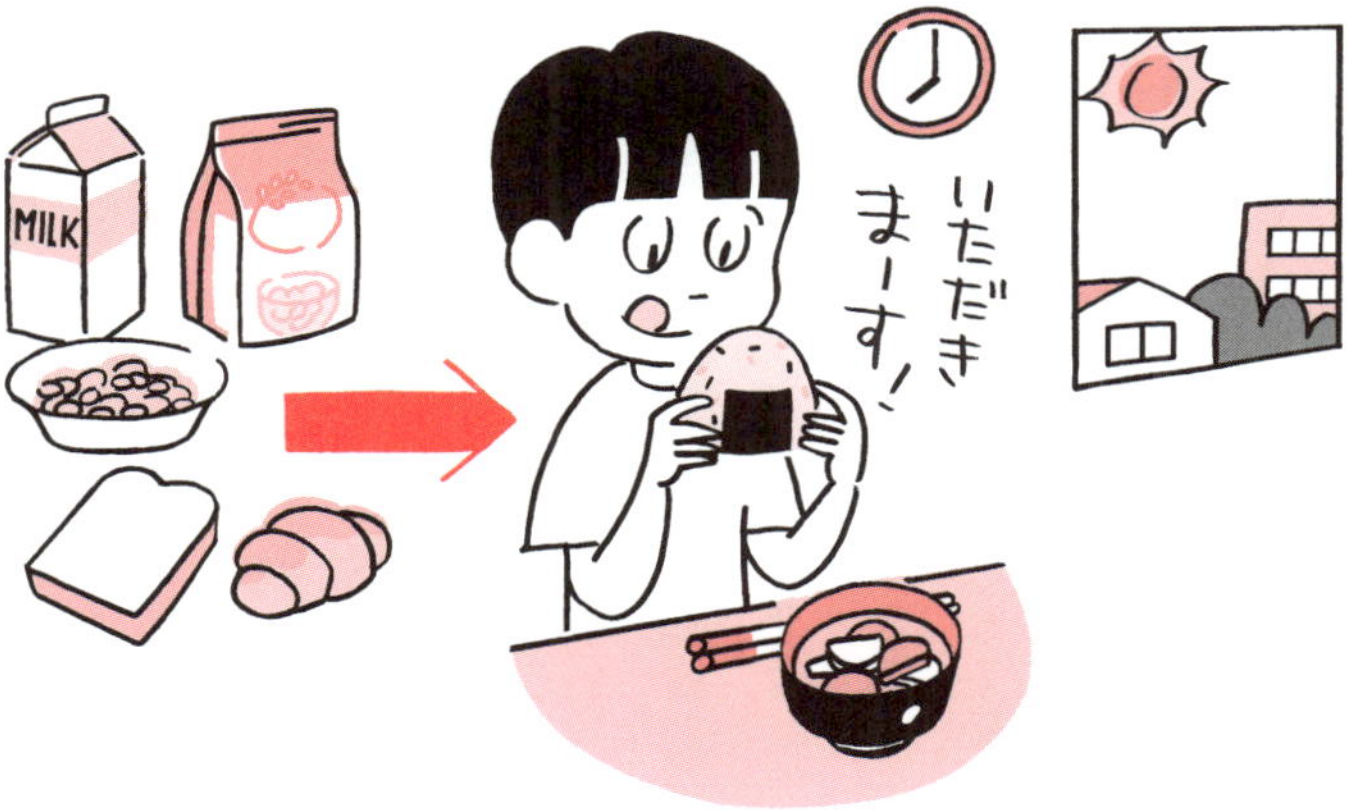

おにぎりと一緒に、具沢山の味噌汁を食べれば、最強の「受かるメシ」になります。

味噌汁には、腸内環境を整えるのに役立つ栄養素（ＡＣＥ２受容体の阻害ペプチド）が豊富に含まれており、インフルエンザなどの感染防止に効果抜群。栄養満点、心も体も温まる味噌汁は、最強の「受かるメシ」です。

特に、テストや受験の時期には毎日食べさせたいですね。

文部科学省が毎年実施している「全国学力・学習状況調査」では、**「朝ごはんをしっかりと食べる子ほど、国語や算数**

のテストの結果が良い」と示されています。

ところが、年々、朝食を抜く小・中学生が増えている傾向にあり、2割以上の中学生が朝食を食べていないこともわかっています。小・中学時代における朝食の欠食は、その後、成人になってからの食習慣にも影響を与えるようです。

（＊平成17年国民健康・栄養調査結果／厚生労働省）

子どもが朝ごはんを食べない理由としては、「朝食が用意されていないので、食べることができない」ということもあるようです。

忙しい親御さんにとって、毎日しっかりとした朝食を準備するのは簡単なことではありません。でも、朝ごはんを食べることのメリットはやはり明らかです。

朝ごはんを食べることで脳と体にエネルギーが回り、体温が上昇し、やる気もみなぎってきます。**エネルギーとなる良質な糖質のほかに、良質のタンパク質をしっかりとることが大切**です。

肉や魚、卵をとることで、タンパク質だけでなく、不足しがちな鉄分もとることができます。鉄は全身に酸素を送るために必要な栄養素です。

特に、**朝、ボーッとしがちなお子さんは、意識的に肉や魚、卵などをとるように心**

がけてください。

さらに、鉄の吸収を高めるために、ビタミンCが含まれる小松菜・ほうれん草などの野菜や、ミカンなどの果物を一緒にとれるとベストです。

パンがどうしても食べたいときは手作りを

お米が良いといっても、「やっぱりパンが食べたい！」というお子さんも多いかもしれません。そんな場合は、パンを手作りしてみてはいかがでしょうか？

「手作りパンなんて、とてもじゃない」と思った方もご安心ください。最近では、パンが簡単に自宅で作れるホームベーカリーが手頃な価格で売られています。

ホームベーカリーを使えば、5〜10分で下ごしらえは完了。あとは、ベーカリーの予約ボタンを押せば、翌日の朝には炊きたてのパンが焼き上がりますよ。

手作りパンの良さはなんといっても、どんな材料を使ってパンを作るかを選択できることです。

市販のパンが製造される際は、一般的に安い外国産の強力粉が使われています。外国産の小麦は、農薬に強いように品種改良したうえで、農薬を多用して育てられていることが多いのです。

農民連食品分析センターが行った調査では、市販のパンでも小麦の原産地が記載なし、もしくは不明のものは、ほぼ全商品から農薬のグリホサートが検出されています。（＊http://earlybirds.ddo.jp/bunseki/report/agr/glyphosate/wheat_bread_1st/index.html）

農薬が残留しているものは、できれば子どもには食べさせたくないですよね。家でパンを焼くときは、栽培地や栽培方法のわかる低農薬・無農薬の国産小麦を選んで使うようにしてください。

また、**小麦の代わりに米粉を使ったり、あるいは米粉と小麦を混ぜたりすることで、小麦の摂取量を減らすことができます。**

なお、砂糖は精製糖ではなく甜菜糖（ビート）を、塩はミネラルたっぷりの「ぬちまーす」等を使うといいですね。

お子さんと一緒に下準備すれば、どんな材料がどのくらいの分量で入っているのかを実際に確認することで食育にもつながりますよ。

休日の昼ごはんやお弁当作りで意識したいこと

次は、昼食の話です。

共働きの家庭が多い昨今、夏休みなどの長期休暇が続く時期のお昼ごはんは、悩みの種ですよね。ついつい、コンビニで弁当や菓子パンを買って食べるようにと伝えてしまっているご家庭も少なくないでしょう。

でも、**市販の弁当や菓子パンは栄養バランスが悪く、添加物も多いです。**そうした昼食が続くと、子どもの体と脳に影響して学力にも及ぶ可能性があります。

オーストラリアのマッコーリー大学の研究者たちが行った実験でも、やせ型で日頃は健康的な食生活をしている大学生たちに、8日間ジャンクフードを食べてもらったところ、脳の海馬がダメージを受けて、記憶力テストの成績が下がったようです。

（＊ https://royalsocietypublishing.org/doi/10.1098/rsos.191338）

この実験で食べてもらったジャンクフードとは、「トーストサンドイッチ&ミルクシェイク」×2日、「ベルギーワッフル2つ」×4日、「人気ファストフードチェーンの食事とデザート」×2日といった内容でした。

多くのご家庭でお子さんに食べさせたことがありそうなメニューばかりですよね。これで脳がダメージを受けて記憶力が低下するなんて、恐ろしいと思いませんか。

兄の洋匡が経営する塾・伸学会の中だけの状況を見ていても、やはり**塾で成績の良い子はコンビニ弁当や菓子パンではなく、手作り弁当派が多い**ようですが、そういったことも背景にあるのだろうと思います。

毎日は難しくても、なるべくお弁当を作ってあげるようにしたほうが、お子さんの脳を守ることになります。

保護者が語る「我が子が名門中学に合格した秘訣」

伸学会では、受験を終えた生徒の保護者さんに受験体験記をお願いしています。そ

手作り弁当が成績アップの原動力に

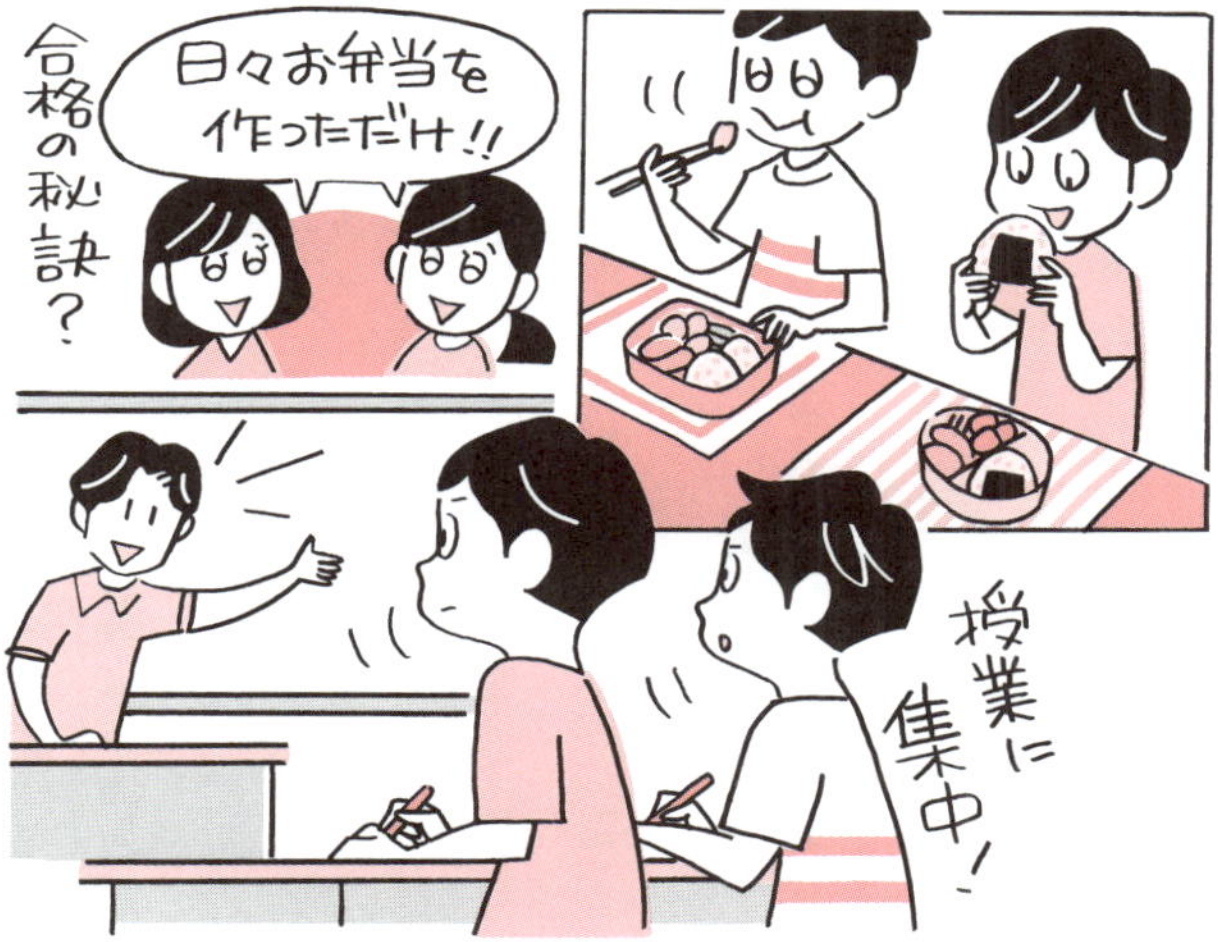

合格の秘訣？
日々お弁当を作っただけ!!
授業に集中！

の中で、麻布中学校と武蔵中学校に進学した2019年度の卒業生の保護者さんたちから同じ趣旨の体験記をいただきました。

一部を抜粋してご紹介します。全文は伸学会ウェブサイトに掲載しています。興味がありましたらご覧ください。

●麻布中学校に進学したTくんの保護者さんより

「しばらく通わせてみて、足取り軽く塾へ向かう様子や、言われなくても宿題に取り組む様子から、どうやら先生と息子の間に信頼関係が結べているようだと判断し、そこからは塾に丸投げ方針を実施しました（息子は、私をひたすらに『献身的でない親だ』と揶揄《やゆ》しますが、丸投げする前にきちんと見極めはしていたのです！）。

こちらの仕事は淡々とお弁当を作るだけ。小テストはもちろん、模試の結果も真面目に目を通していませんでした。些末《さまつ》な点数の上下に一喜一憂して、いろいろ小言を（しかも、建設的でないのを）言いたくなかったし、仮に伸び悩んだり、つまずく箇所があれば、彼は先生に相談するだろうし、と思いましたので。（中略）

最後に、保護者の立場から一つだけ。塾弁は、サーモスのお弁当箱が最強でした。量販店のプライベートブランド品と比べて、保温性能が段違いです。私は、家族の夕食と同じ汁物をお弁当に入れられることで、お弁当作りの負荷がだいぶ軽くなりました（メーカーと縁故のある立場ではありませんので、念のため）」

（＊ http://www.singakukai.com/feedback/11518.html）

●武蔵中学校に進学したNくんの保護者さんより

「入塾した後は、サッカーと勉強と、スケジュールはパツパツになりながらも、自分なりに計画を立て、楽しく努力を重ねる日々を過ごしていました。

私はひたすら、お弁当を作っただけ。勉強を見ることも、進捗具合を見ることもなく、宿題の量さえも知りません。一度だって『勉強しなさい』と声をかけることもなく、ただ、お弁当を作っただけでした」

（＊ http://www.singakukai.com/feedback/11657.html）

受験体験記というと、合格の秘訣として「こんな勉強法をしていた」といったことが書かれているものですが、ＴくんとＮくんにとってはお弁当が成績アップのための原動力だったようです。

あなたもぜひ、お子さんがしっかりと頭が働いて、成績アップにつながるお弁当を作ってあげてください。

夜ごはんは「手作りの日」を週1回でも増やす

続いて、夕食の話です。

仕事や家事で忙しいと、ついつい出来合いの惣菜《そうざい》やレトルト食品を利用したくなりますよね。

でも、お子さんの体をつくる大事な時期は限られています。

毎日は難しくても、**「手作りの夕飯の日」を週1回でも増やしてみて**はいかがでしょうか。食卓に1品でも手作りの料理が並ぶだけで、栄養面だけでなく、お子さんの心もきっと満ち足りることでしょう。

そして、愛情がいっぱい入った夕飯を食べることで、「もっと勉強を頑張ろう」という活力になるはずです。

夜食についても、触れておきましょう。

テストや受験の時期は、夜遅くまで勉強するお子さんも多いですよね。深夜まで勉強をすると、脳でエネルギーが使われるため、当然おなかが空きます。

そんなときに食べる夜食のポイントは、血糖値を上げすぎないということです。

目安としては、**小さめのおにぎり1つか、ゆで卵1個、バナナ1本、あるいはミカン1個**など、少量にとどめるようにしてください。

あまりたくさん食べすぎると、消化不良になって寝つきが悪くなったり、血糖値の乱高下が起こり、翌日の目覚めが悪くなったりする可能性があります。

子どものやる気は家族一緒の食卓から生まれる

子どもと食に関する調査によると、食事を一人で食べることが多い小・中学生は、「何もやる気が起こらない」と思う頻度が高くなる傾向があることが明らかにされています。

また、食事を一人で食べる子どもほど、イライラする傾向が強まることも示されています。イライラするという「感情面」だけではありません。腹痛、嘔吐、下痢など「不定愁訴」の割合との相関関係もあるのです。

（＊平成17年度 児童生徒の食生活等実態調査／日本スポーツ振興センター）

やる気を育てたり、イライラや体の不調を和らげたりするためにも、家族で一緒に食事をとることがとても重要だとわかりますね。

まずは、**少なくとも1日1回は、家族全員で食事をする**ようにしたいものです。1日1回も難しいというご家庭は、数日に1回、1週間に1回でも構いません。みんなで食卓を囲んで、栄養のあるものをおいしく食べる——。そんな場を作ることから始めてみましょう。

現代の食事は、小麦製品や乳製品、加工食品であふれています。添加物を一切含まない食べ物だけをとることにも無理があるでしょう。

「毒メシ」から子どもを守ろうと思うあまり、ストイックになりすぎて、あれもダメ・これもダメとなると、食べられるものがなくなってしまいます。

正しい栄養の知識を持つことはもちろん大事ですが、それよりもっと大事なことは**楽しく食事をすること**だと思います。

笑いながら食べると、栄養の吸収がよくなります。家族での会話を楽しみながら、ゆっくりと食べ物を味わうことで、血糖値の上昇も穏やかになるでしょう。

たまにはご褒美として、ポテトチップスやチョコレートを食べてもいいと思います。普段からきちんと栄養をとっている体であれば、たまに「毒メシ」を食べても、自然と体が解毒してくれるので、神経質になりすぎることはありません。

また、「子どもが食べるものに注意しよう」といっても、お子さんの食事だけを変える形では、なかなかうまくいかないでしょう。

子どもに対しては、「お菓子を食べるな」といいながら、お母さんやお父さんがスイーツやスナック菓子を食べていたのでは示しがつきませんよね。

なるべく家族全員が同じものを食べるようにしたいものです。

我が家の場合も、家族4人で食事改善に取り組んできたことで、全員が健康になり、生活のパフォーマンスが上がっていると実感しています。

食事改善は家族全員で取り組むことで、ぐんと効果が出やすくなりますよ。

「毒メシ」から「受かるメシ」に切り替えて東大合格！

私の治療院に、激しい腰痛に冷え、肩こりなど、さまざまな体の不調に悩む40代のお母さんがやってきました。詳しく話を聞いていくうちに、次第に、ご自身の体の不調の話から、お子さんの話に変わっていきました。

高校2年生の息子さんがいて、受験のために親子で相当なストレスを抱えているようでした。**息子さんは、勉強をしようと机に向かっても、すぐに眠くなって集中力が続かない**ことに苦しんでいるといいます。

このお子さんは、全国でトップクラスの進学校に通っているというので、勉強の才能は人並み以上にあったと思われます。それにもかかわらず、その才能が発揮できるコンディションにはありませんでした。

私は、患者さんとお子さんの両方に食事療法が必要だと思い、「お子さんと一緒に食べ物から変えていきませんか？」とお話ししました。

私の提示した栄養指導をもとに、すぐに食事改善を開始したところ、2週間もしないうちに、息子さんは勉強に集中できる時間が増えていったといいます。

そして、**成績も徐々にアップしていき、1年後にはなんと第一志望の東京大学に受かった**のです。

また、**お母さんのほうも、食事改善の開始から4カ月後には冷えがなくなり、次第**

集中力がアップし東大に合格！

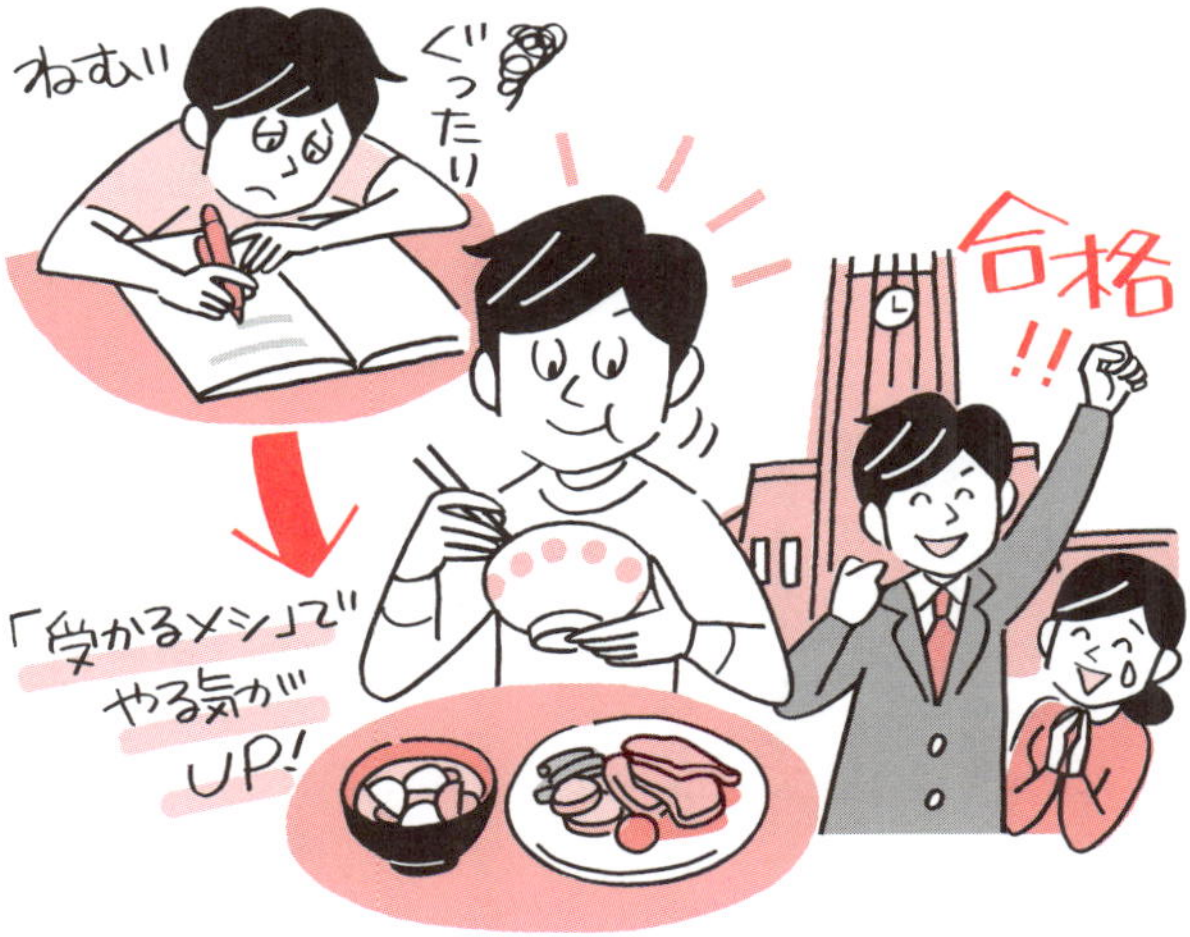
ねむ!!
ぐったり
合格!!
「受かるメシ」でやる気がUP!

に肩こりも腰痛も緩和していったと喜んでいらっしゃいました。

親子で食事改善に取り組み、親御さんの健康の改善だけでなく、お子さんの才能も取り戻した好例です。

せっかく勉強の才能があっても、しっかりした食事をしていないと、その能力にブレーキがかかってしまいます。

まずは、親御さんがその重要性を理解して、1週間でも、2週間でも食事を変えてみることからスタートしてみてください。

お子さんの能力にも、きっと大きな変化があるはずです。

食育は世界で最も価値のある「志事」

良い食べ物をとることによって、腸内環境が改善し、脳が活性化します。お子さんが持っている能力を最大に開花させましょう。

食の大切さについて、古代ギリシアの医者であったヒポクラテス（紀元前460年～370年頃）はこう述べています。

「汝の食事は薬とし、汝の薬は食事とす」

食事こそがどんな病や症状をも治す最高の薬、ということですね。

また、かの有名な発明家であるトーマス・エジソンもこんな言葉を残しています。

「未来の医者は薬を使用せず、人の骨格を補正し、食事と病気の原因から予防に注意を払うだろう」

エジソンは今から150年も前の人ですが、どんなに医学が発達し、優れた薬が開発されたとしても、食べるもので体そのものを強くし、病気を予防することが最も大事だということを知っていたのですね。

そして今、分子栄養学やエピジェネティクスなどの最新の研究によって、食べるものが人の能力にも多大な影響を与えることがわかってきました。

その食べ物を毎日、子どもに与える大事な役割を担っているのが、お母さんやお父さんなのです。

だからこそ私は、**親御さんがお子さんに食事を作ること、「食育」をすることは、世界一価値のある教育であり、偉業であり、やりがいのある「志事（しごと）」**だと思っています。

毎日、ごはんを作るのは本当に大変ですよね。その大変さをわかっているからこそ、お母さんやお父さんを応援したい――。

そんな気持ちが本書を書いた原動力であり、私が一番伝えたいメッセージです。

Ｐａｒｔ５のまとめ

朝ごはんのパンやシリアルをやめるところからスタート

海苔を巻いた玄米おにぎりと具沢山の味噌汁を朝食にする

休日の昼ごはんやお弁当は出来合いではなく手作りを

名門中学や東大に合格した秘訣は「受かるメシ」にあった！

夕食を手作りする日を週に1日でも増やそう

Part 6

「食」を通じて賢い子を育てるヒント

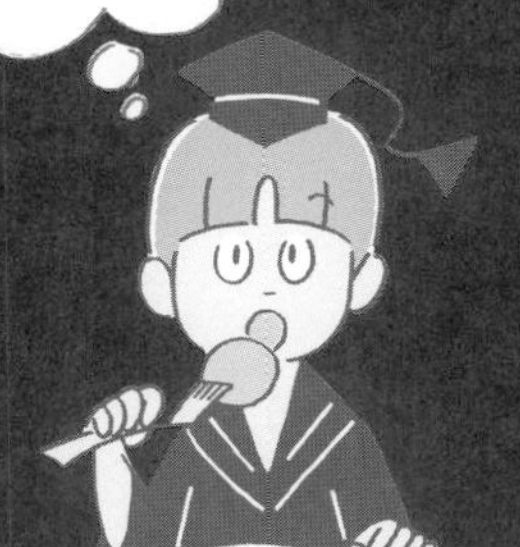

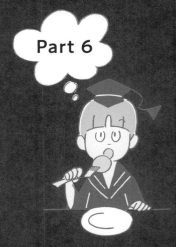

最後のパートでは、伸学会代表の私（菊池洋匡）から、お子さんが食を通してさらに賢くなるためのヒントをお伝えします。

私の塾・伸学会ではホームルームという授業の中で、脳を鍛えるための習慣作りとして、さまざまな指導を行っています。

その一例が**「瞑想」**です。瞑想をすると、脳の前頭前皮質への血流が増えることが確認されています。そして、継続的にトレーニングすることで脳は大きくなり、パワフルに働くようになります。

実際に、ＵＣＬＡやブリティッシュコロンビア大学の研究者たちが磁気共鳴画像法（ＭＲＩ）を使用して調べたところ、瞑想を日々実践した人たちの脳は、集中力・感情の抑制・頭の柔軟性を司る脳の前頭前皮質の灰白質が増加していたそうです。

（＊ https://www.sciencedirect.com/science/article/abs/pii/S014976341400072４?via%3Dihub）

要するに、**瞑想によって脳が、特に「自己コントロール」を司る部分が鍛えられる**のです。

そのため瞑想は、Ａｐｐｌｅを創業したスティーブ・ジョブズが実践していたり、

Ｇｏｏｇｌｅが社内研修で取り入れたりするようになり、ビジネス界で注目を集めてきました。あなたもご存じではないでしょうか。

私たちは、それを小学生の教育にも取り入れています。

1分間もじっとしていられない子どもたち

瞑想を導入してみて、私は驚いたことがあります。それは、**「じっと座っている」だけのことが困難な子が思った以上に多い**ことです。

足をプラプラ、手をモゾモゾ、頭をかきかき。それくらいならまだマシなほうで、なかには顔をしかめて苦しそうな表情をする子もいます。「落ち着く」「集中する」といったことが、こんなにも難しいことなのかとショックを受けました。

車の運転に必死で、話しかけられても会話ができない初心者ドライバーやペーパードライバーを想像してみてください。自分の〝運転〟に必死な子どもは、それと同じような状態です。

これでは授業で習ったことが頭に入らないのも当然ですよね。

授業がちゃんと聞けないだけではありません。**自分の〝運転〟が苦手な子たちは「宿題をちゃんと終わらせられない」「ゲームがいつまでもやめられない」「時間を守れない」「忘れ物が多い」などといった問題も抱えがち**です。

いったい、どうすればいいのでしょうか？

その答えが、**「瞑想を続けること」と「食事の改善」**だと思います。

自分の〝運転〟が苦手という比喩的な表現を詳しく説明すると、目標から離れそうになっている自分を認識し、軌道修正をするのが苦手ということです。そうした状態を克服するために、瞑想はとても良いトレーニングになります。

もちろん、すぐには上手にできるようになりませんが、だからこそ**気が散っている自分に気づいて（自己認識）、呼吸に集中することに戻ろうとする行為（自己コントロール）**が、彼らにとって良い訓練になるのです。

そして、もう1つの「食事の改善」も効果が大きいでしょう。

未就学児～低学年くらいであれば、大人しく座っていられないことなんて普通ですよね。しかし、それなりに成長しても、まだ自己コントロール力が低いのであれば、もしかしたらその子の持っている能力が発揮できていないのかもしれません。

私たちのセミナーに参加して食事制限に取り組んでくれたご家庭では、お子さんに短期間で改善が見られたこともあります。当然ですが、授業での理解も良くなり、成績が上がってきました。

「うちの子は落ち着きがなくて、ちょっと心配……」

そう思ったことがあれば、「瞑想」と「食事の改善」をぜひ試してください。特に「食事の改善」のほうは、効果がある子はすぐに変化がわかりますよ。

中学受験に成功した子は何を食べていた？

中学受験に成功する子の家庭は、子どもに何を食べさせているのか？

この本を手に取ったあなたは、きっと興味があるのではないでしょうか。

仲学会では、授業と授業の間に夕食タイムがあります。すると、**子どもたちが日々どんな夕食を食べているのかを目にする**ことになります。


バランスの良い食事をしている手作り弁当派の子たち。

コンビニの弁当や菓子パンばかり食べている子たち。

お弁当を作ってもらっていても、好き嫌いが多くて野菜が食べられない子たち。


そうした様子を見ていたら、なんとなく**食事と成績の関係に気づく**ようになりました。どのような気づきなのかは、きっとあなたの想像する通りです。

そういった気づきが、食事と脳の発育・脳の働きについて、私が興味を持って調べ始めたきっかけです。


同じようにおなかいっぱいに食事をとっても、食べるものによって脳の働きは変わるのだろうか？　変わるとしたら、どの程度変わるのだろうか？

そうして調べ出したら、本書でお伝えしてきたような、さまざまな研究結果を見つけたというわけです。

子どもの学力は、さまざまな要因によって決まります。

そもそもちゃんと勉強しているのか、勉強はしているとしても良いやり方でやっているのか、親や先生に無理やりやらされていて形ばかりの勉強をしていないか、などなど。

多くの要因があるだけに、食事と成績の関係は見えにくくなってしまいますよね。

ですが、個人個人ではなく全体の傾向で見ていくと、**中学受験に成功した子は何を食べている子が多かったかについては、やはり「手作り弁当派」が多かった**です。

塾では軽食を食べて、家に帰ってからちゃんとした食事をするというご家庭もありました。お弁当ではなくとも、そうやって1日の中で必要な栄養をとっています。

ですから、**「ウチの塾には食事の時間がないから、家でごはん」**というご家庭もあるでしょうが、もちろん、それでも大丈夫です。

成績アップへの道として、まずは食事に気を使うことがお勧めです。ぜひ今日から取り組んでみてくださいね。

落ち着きのない小学生男子がこんなに変わった！

世のお母さんがたは、男の子に頭を抱えさせられることが多いと思います。

伸学会でも、学童保育担当の女性校舎長がいつも手を焼いています。曰く、「彼らは宇宙人だからしょうがない」そうです。そう思えば、広い心で許すことができるのだとか。

個人差はありますが、だいたいにおいて**男子は女子に比べて落ち着きがなく、よく考えずに行動をするもの**ですよね。

そうした落ち着きのなさや、よく考えないところが余計な失敗を招く原因になりがちですし、勉強という面では成績アップの障害になります。

今回お伝えするのは、**そんな男子が「食事を変えたらこんなに変わった！」**というお話です。食事を変えることが、いかに子どもの自己コントロール力や集中力を高めることにつながるか、想像していただけるのではないかと思います。

私が以前に担当していたAくんは、男の子の典型でした。気が散りがちで、おしゃべりを我慢するのが苦手で、忘れ物が多い。そして、得意科目は頑張るけれど、苦手科目はあきらめがち。決して悪気はないのですが……。

そんなAくんのお母さんが、**伸学会主催の保護者セミナーに参加し、食事の改善に取り組むことになりました。**

毎日食べていた間食の菓子をやめ、乳製品や小麦を極力減らし、人工調味料・合成甘味料も避けることを心がけました。

その結果、**イライラすることが減り、目に見えて落ち着きが出て、集中力が増し、苦手なことにも取り組めるようになってきた**のです。受験が近い時期だったこともあり、どんな子でもある程度は苦手なことも頑張ろうとするものですが、Aくんのあまりの変化は、ほかの子と比べても段違いでした。

授業中の大人しさも本当に別人のようだったので、入試を前にして過度に緊張してしまっているのではと心配して、「本当に大丈夫？」「不安や悩みがあったら遠慮なくいってね」と何度も声かけをしたほどです。

そうしてAくんは受験直前期に充実した時間を過ごし、**グッとひと伸びして志望中学の合格を勝ち取りました。**

その後、この原稿を執筆している5月下旬、私は久しぶりにAくんの家に電話をし、お母さんとお話ししました。

「Aくんのエピソードを本で紹介させてほしい」というお願いと、「塾を卒業したAくんのその後の様子を聞きたい」という用件でした。受験後はすっかり元通りであれば、あの変化は受験直前の緊張感がもたらしたものだったことになります。

ですが、Aくんの**食事改善による良い変化は、その後もちゃんと続いている**ということでした。

小学校を卒業して給食がなくなり、そして、新型コロナウイルスの影響による長期休校。「ステイホーム」のおかげで、外でおなかが空いて菓子を買い食いすることもなく、家でのおやつはおにぎりにするなどしているとのこと。

そうして食事をすべてお母さんが管理できているので、それが良い結果になっているそうです。

学校がなかなか始まらない中で、学校から出された課題にコツコツと取り組めているそうで、私も安心しました。

「効果には個人差があります」はテレビCMなどでお約束のセリフですが、あなたのお子さんには、どれくらい効果が現れるでしょうか？

結果の報告を楽しみにお待ちしています。

習い事や塾よりも食事にお金をかけよう

「毒メシ」をやめようとするとき、1つ大きな心配があります。それは、**「受かるメシ」にすると、どうしてもコストがかかる**ということです。

無添加・無農薬の食材は一般的な食材よりも2～3割ほど高いのが普通です。なおかつ、コンビニやスーパーにはなかなか売っていないことも多いので、手に入れるのに時間的コストもかかります。

いくら安全な食生活をしたいと願っても、現実的なコストを考えると、実行しようという気持ちになかなかなれないかもしれません。

そこで、モチベーションを高めるために知っておいてほしいことがあります。

それは、**体にいい食事は、長い目で見ると医療費や学費が下がり、将来的にはかなりお得になる**ということです。

わかりやすい例だと、花粉症などのアレルギー性疾患です。これらの疾患を悪化させるといわれるのが「グルタミン酸ナトリウム」。成分表記では「アミノ酸等」や「酵母エキス」と書かれています。

これらは過剰に摂取すると、全身で炎症が起こるそうです。その結果が頭部に現れればアレルギー性鼻炎や結膜炎といった症状になります。皮膚に現れればアトピーになります。

（＊ https://doi.org/10.1016/j.jaut.2007.11.016）

そういった疾患が長引く場合、病院に行き、薬を処方してもらうのに、年間でいくらのコストがかかるでしょうか。

そして、**私が教育関係者という立場でお伝えしたいのが、学費の差**です。こちらのほうが医療費よりも金額的に大きいでしょう。

長い目で見ると金銭的なメリット大

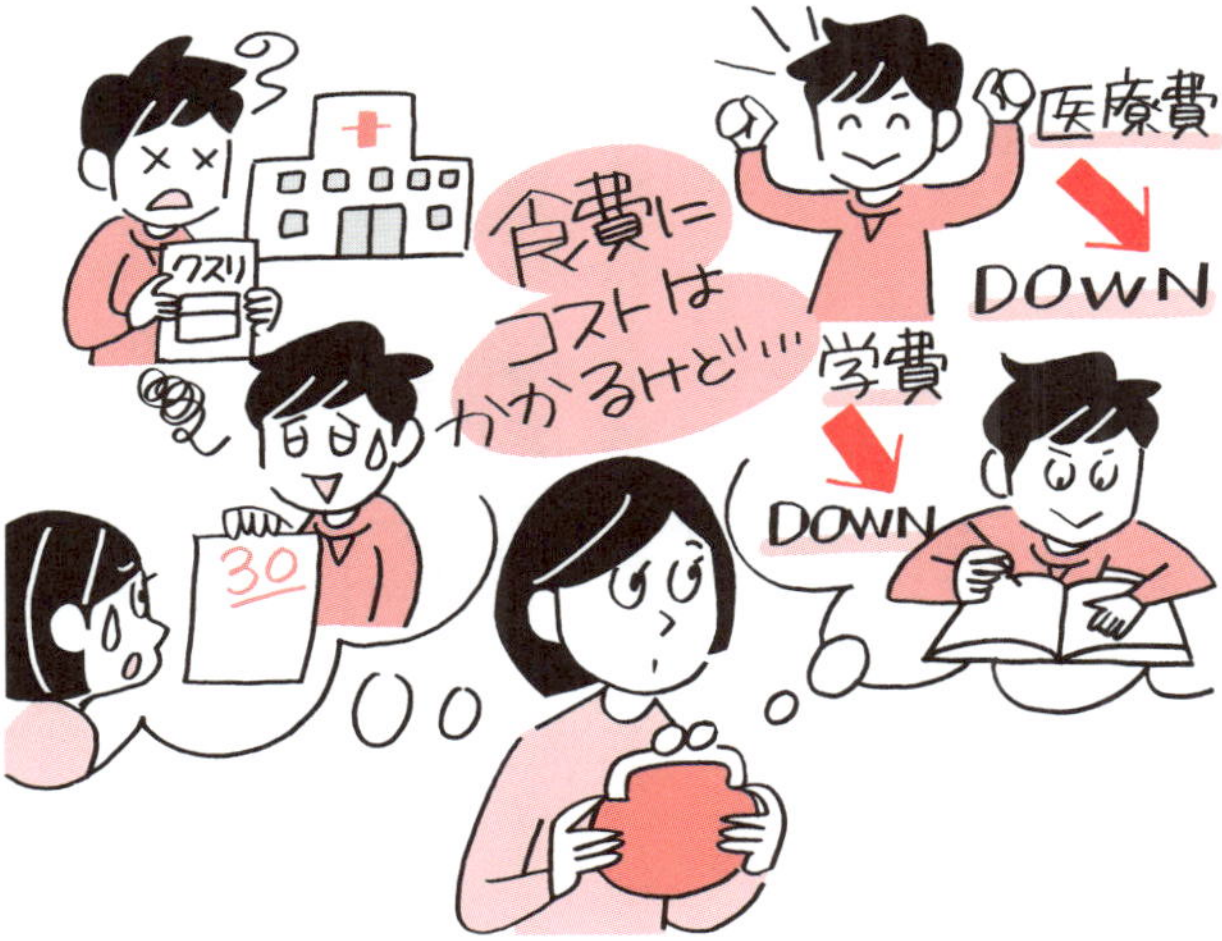

例えば、一般的な中学受験塾の授業料は、小学6年生の1年間だけで少なくとも年間100万円ほどかかります。

これは集団授業を受けるための授業料で、ご家庭によっては個別指導を追加で受講したり、家庭教師に依頼したりするため、総額200万円以上になることも少なくありません。

そして、個別指導も家庭教師も、受験で成果を出すためのポジティブな出費というよりも、集団授業ではついていけない不足を補うためのネガティブな出費であることが多いのが現実です。

脳にも炎症が起こった状態では、「はじめに」で書いたように、落ち着いて授業を聞くことができなくなりますから、授業内容が理解できなくなるのも当然です。それを親は追加でお金を払って、なんとか補っていることになります。

授業をきちんと受けられないと、せっかくの授業料がもったいないですよね。

食事にお金と手間をかけることで、授業をちゃんと受けられるようになれば、それらのコストが活きたものになります。

また、**もし大学で国公立に行かせることができれば、理系でも4年間で200〜300万円程度の学費で済む**ことになります。

私は塾を経営している身ですが、塾に個別指導の授業料をお支払いいただくよりも、食費にお金をかけていただくほうが、親子で幸せになれると思っています。

親子クッキングで子どもの能力は飛躍する

食事を通じて子どもの成績アップを目指すのが、本書のテーマです。

脳の働きを悪くする「毒素」と、働きを良くする「栄養」という面から主に話を進めてきましたが、ここで少し切り口を変えて、**食事という「体験」を通じて子どもの成績をアップする方法**についてお話ししようと思います。

伸学会では、**「頭の良くなる料理教室」**というイベントを年に2回、定期開催しています。大人気のイベントで、参加者を募集すると1日経たずに満席となります。こんなに人気の秘密に興味はありませんか？

このイベントは、私たち中学受験指導のプロと、この本にもレシピを寄稿してくださった食育のプロである中原麻衣子先生がタッグを組んで、運営しています。親子参加型のイベントで、**親子で作る料理を通じて中学受験に出る知識を学びます。**

例えば、ある回では「魚」がテーマでした。魚の形や大きさ、旬の時期、海流と水揚げ量の多い漁港の関係などを学びました。

水揚げ量の多い漁港などはテキストにも載っていることですが、魚の大きさや形、旬の時期といったことは、授業であまり勉強しないですよね。でも、意外とこういったことまで難関校の入試には出題されています。

また、ある回では、「お米」をテーマにしました。

数種類のお米を食べ比べて味の違いを確認し、お米の作り方を学び、各お米の産地を平野・川の名前とセットで覚えました。これらが社会の地理の入試でよく問われることはいうまでもありません。

もちろん、メインテーマとなる魚やお米以外の食材も、調達からかかわることで子どもの勉強になります。

野菜の産地は、入試によく出てくる地理の内容ですよね。これも、授業で習ってそれを1週間で覚えろといわれてもなかなか難しいものですが、**買い物をして、料理して、食べるという経験をすれば、意外なほどにあっさりと覚えられてしまいます。**

料理教室に参加した方の感想でも、「ここ数年、スーパーなどの買い物にはついて来なかったのですが、今回の材料調達のために一緒に買い物し、産地などを確認させたところ、非常に興味を持ちました。それ以降、買い物についてきては、いろいろな野菜の産地を一人で確認して歩いています」といった声をいただきました。

その1回だけで終わらずに、その後も興味を持って繰り返せば、ますます生きた知識が身についていきますね。

勉強好きになる秘訣は「体験で学ぶ」

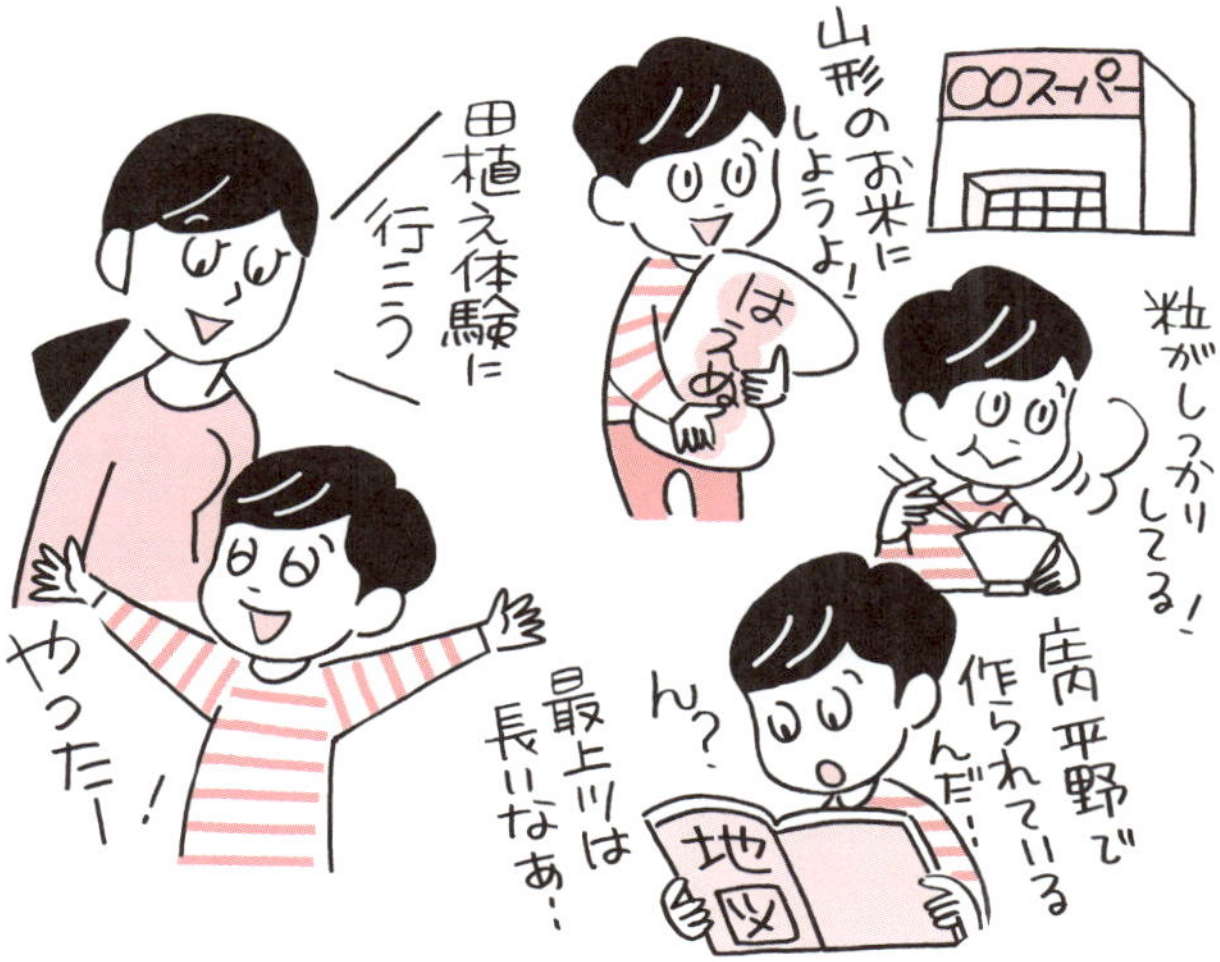
田植え体験に行こう
やったー！
山形のお米にしようよ！
○○スーパー
粒がしっかりしてる！
庄内平野で作られているんだ…
ん？
最上川は長いなあ…
地図

人の脳は「知識」を単体で覚えるのは苦手ですが、「体験」を覚えるのは得意な傾向があります。

そのため、食材を買いに行ったり、料理を作ったり、食べてみたりする体験をさせることで、**子どもたちに入試に出る知識を自然な形で覚えさせることができる**というわけです。

テストで良い点数を取るために覚えさせようとすれば、子どもを叱りながら何度も何度も反復練習させる手間がかかったりします（自分で勝手にやってくれる子ならいいのですが……）。

どちらに手間をかけるかといったら、**「体験で学ぶ」ことに手間をかけたほう**

が、子どもが勉強好きになってくれるのでお勧めですよ。

ついでにもう1つ、食材調達や料理に子どもが携わることのメリットがあります。それは、**好き嫌いを克服するきっかけになることがある**という点です。

人間は自分で選んだもの、作ったものには愛着を持つ性質があります。苦手な野菜も、家庭菜園で育てたら愛着がわいて食べられたという話はよくありますよね。

私たちの料理教室でも、「夕食が魚だと嫌だといつもいっていましたが、実際の魚を見た後、それをおろしたものを調理して食べるという興味も味付けの一部となり、『こんなにおいしい魚なら、いくらでも食べられる』と喜んでいたので、参加して良かったです」という感想をいただきました。

本書を読み、頭が良くなる栄養を多く含んだ食材を食べさせようとしても、好き嫌いがネックになるかもしれません。

そうしたときには、**一緒に買い物をして料理を作る過程を楽しむと、好き嫌い解消の突破口になる**かもしれません。

食事を「学びにつながる体験」にしつつ、好き嫌いをなくしてバランスの取れた食生活をするために、あなたも親子クッキングに取り組んでみませんか？

子どもの睡眠時間は栄養と同じくらい大事

私の運営する伸学会は、「問題の解き方」ではなく、「勉強のやり方」を教えるというコンセプトで生徒指導を行っています。「勉強のやり方」の中には、睡眠時間の指導も含まれています。週に1度、ホームルームの授業のときに、生徒たちに1週間分の睡眠時間と学習時間を報告してもらっているのです。

睡眠時間の報告を始めた当初は、私もそこまで深くは考えていなかったのですが、記録をつけ出してから気づいたことがあります。

睡眠時間が短い子は、はっきり成績が悪いのです。

例えば、私の教え子の中に、睡眠時間がとても短い男の子がいました。その子は授業中でも集中力がなく、落ち着きもなく、いわれたことをすぐに理解できませんでした。もちろん、そんな状態ですから成績も良いとはいえません。

その子に、ホームルームの授業の中で、睡眠と学習の関係、睡眠時間と学力の関係といったことを教え、睡眠時間を増やすように促しました。すると、徐々に睡眠時間が長くなりました。それに伴い、集中力・落ち着き・理解力も改善が見られました。

こうした例からもわかるように、**睡眠不足もまた、栄養不足や「毒メシ」と同様に、脳の働きを阻害します。**これらが原因でお子さんの能力にブレーキがかかっていたら、もったいないですよね。

そして、意外に感じるかもしれませんが、**食事のタイミングによって、質の高い眠りを実現できるかどうかが左右されます。**

寝る前に食事をとると、それによって体温が上昇して、寝つきが悪くなってしまうのです。食事と体温が連動していて、体温と睡眠が連動しているのですね。

そこで、お子さんが夜なかなか寝なくてお困りの場合は、寝る3時間前までには食事を済ませ、2時間前までにお風呂を済ませておきましょう。

勉強していると脳がエネルギーを消費しますので、夜食が欲しくなるかもしれませんが、できれば我慢。どうしても耐えられなければ、なるべく消化の良い果物などにしておくのがお勧めです。

「何を食べるか」だけでなく、「いつ食べるか」にも気を使ってみてくださいね。

1週間続けば1カ月続く、1カ月続けば1年続く

食事の改善に取り組むのは、なかなか大変そうだと思いますよね。基本的に、体に良い食生活をするには、手間かお金か、あるいはその両方がかかります。

でも、やってみると、**それらのコストをかける価値を実感**していただけると思います。

かくいう私自身も、弟・則公の指導のもとに食事の改善に取り組んだ一人です。グルテンとαカゼイン、人工調味料と合成甘味料をなるべく避け、血糖値の急激なアップダウンを起こさないように小麦以外の炭水化物も控えるようにしています。

そうすると、仕事のパフォーマンスが上がり、体の疲労もまったく感じなくなりま

した。**すばらしい効果が実感できたので、期間限定ではなく、一生続けるつもり**でいます。

これは私が生徒に受験指導をしているときにも伝えていることですが、**「頑張る」を超えた先には大きな成果が待っています。**

「頑張る」のは大切なことですが、その裏には「一時的なもの」というニュアンスが含まれます。テスト前だから頑張る、夏に向けてダイエットを頑張るなど。目標を達成したら、その頑張りをやめてしまうということも多いと思います。

残念ながら、**テスト前だけ1日4時間勉強する子は、当たり前に毎日4時間勉強する子には勝てません。**

頑張り続けて、それが習慣になり、当たり前のことにできたとき、大きな成果が待っているという意味がおわかりいただけると思います。

「健康的な頭と体」も「高い学力」も、一時的な頑張りを越えて長期的な取り組みをしていけば、気づいたときには手に入っているはずです。

だからこそ、もし効果を感じたら、それを一時的なもので終わらせずに、ずっと続けようという心構えでいてください。

続けるためには、続けるための方法・技術を実践しましょう。

簡単に説明すると、まずは無理のない目標にすること。そして、やってみること。さらに、やってみた後に効果を確認することです。

例えば、私の場合には、ご飯やパンなどの糖質をただ我慢するのは苦痛でした。これは続かないな、無理だなと思いました。そこで、野菜をたくさん食べることにしました。

「ご飯やパンを食べない」ことを目標にするのではなく、「野菜をたくさん食べる」という無理のない目標に置き換えたのです。すると、野菜でおなかがいっぱいになり、糖質を食べなくても大丈夫になりました。

始めてしばらくすると、頭の回転が良くなったことも体感でき（ついでにかなりやせて）、効果に満足したので続けていこうという意欲がわきました。

2~3カ月ほどしたら、それが体になじんで、糖質を食べたいとも思わなくなりました。**習慣の完成**です。

あなたのご家庭であれば、いったいどんなやり方なら無理なく続けていけそうでしょうか？　やってみて難しそうだと思ったら工夫をしてみましょう。

また、始めてからのお子さんの変化も観察してみてください。きっと意欲につながるはずです。

食生活を変えるのは大変そうに思えますが、1週間続けられたら、もう少し頑張れば1カ月続けられます。1カ月続けられたら、次は1年続けられます。

勉強でも食事でも、ときどきサボってしまうことはありますよね。でも、また再開すればいいだけです。気づいたときには当たり前の習慣になっています。

まずは第一歩を踏み出してみてくださいね。

あなたはお子さんを成功に導くことができる

江戸時代初期の臨済宗《りんざいしゅう》の僧、沢庵和尚《たくあんおしょう》はこんな言葉を残しています。

「一小悪は即日たちまちに身を滅ぼすことはなけれども、その心万事にわたるゆえ小を積んで大となる」

ちょっとした悪事を働いたところで、それによってすぐに身を滅ぼすことはないでしょう。

でも、**そういう〝悪いことをする心〟というのは、やがて積み上がって大きなものとなって、あなたの身を滅ぼすことになります。**

これ、とても良いことをいっていますよね。

「どんなに小さな悪いこともしてはいけない」という解釈ではなく、「小さなことだからといって油断してはいけませんよ」というとらえ方をするのがいいと思います。

そして、この言葉はそのまま、逆のことも教えてくれるのではないでしょうか。

つまり、少しくらい良いことをしても、たちまち大きな成果が得られるものではない。けれども、**その心がけが積み上がって大きな成果になる**――ということを。

子育てにおいても、子どもの話を聞いてあげるとか、食事に気を使うとか、そういう〝小さな良いこと〟をした瞬間に、たちまち一気に子どものやる気が出たり、成績が上がったりということはないでしょう。

でも、**その子どもへの姿勢は万事にわたるので、積み上がると大きなものになります。**

この本を手に取ったあなたは、お子さんのために自分の時間を使って勉強しようとしている方です。

その心があれば、お子さんの食事に手間をかけたり、あるいはその他の勉強に関するサポートをしてあげたりすることも、きっとできます。

だから大丈夫です。

「絶対に手抜きをしてはいけない」とプレッシャーを感じる必要はありません。

でも、小さなことだからといって油断はせずに、**お子さんを大きな成果に導いてあげてください。**

Part6のまとめ

- 学力アップだけでなくイライラが消えて落ち着く効果も
- 食費が多少上がっても長い目で見ればコスパは絶大
- 親子での料理を通じて試験に出る知識を増やそう
- 子どもは「体験で学ぶ」と勉強が好きになりやすい
- 食事改善という「小さな一歩」がやがて「大きな成果」になる

おわりに

本書を執筆しながら、私と弟・則公が育った実家の食事を思い出しました。我が家はめったに外食に行かない家で、**食事はいつも母の手作り**でした。

おふくろの味として思い出すのは、切り干し大根やひじきや切り昆布などの煮物、洋風なものだとチキンのトマト煮込みやビーフシチューなどです。

母は専門的な知識を持っていたわけではないのですが、彩りや栄養バランスを考えて作ってくれていました。健康的な食事をさせてもらっていたのだなと、あらためて感謝するきっかけとなりました。

伸学会でも、**受験を終えた子どもたちに体験記を書いてもらうと、多くの子が書くのがお弁当への感謝**です。体験記のようなきっかけでもない限り、子どもはありがとうといったりしないかもしれませんが、みんな心の中では感謝しているのです。

中学受験の勉強はちょっと特殊で、親御さんが勉強を見てあげようと思っても、なかなか難しいものです。お父さんもお母さんも仕事や家事に忙しく、時間が取れないというのもあるかもしれませんね。

だから、保護者さんに受験体験記をお願いすると、「あまり勉強を見てあげられなかった」「お弁当を作っていただけだった」といったことを書かれる方が多いです。

でも、日々おいしいお弁当を作ることで、子どもたちの成長を支えているのですから、そのことをもっと誇ってもらいたいと思います。

もちろん、お弁当の時間がない塾でも、中学受験をされないご家庭でも、中高生や未就学児のお子さんがいるご家庭でも同じです。

あなたがテーブルに並べる食事が、お子さんの成長を支えています。

そして、本書の知識を活用していただければ、お子さんの能力をより一層引き出すことができます。せっかくですから、日々の食材選びの際にもうひと手間かけて、子どもを賢くする食事を作ってあげてくださいね。

最後までお読みいただき、ありがとうございました。

菊池洋匡

監修の言葉

医師・医学博士　宮澤賢史

朝起きられない、勉強が手につかない、学校に歩いて行くこともできないほど疲れてしまう、という症状で不登校になった中学2年生の女の子がいました。

精神科を受診して、うつ病の薬を飲んでみたものの、変化は見られないために来院されました。

検査をしてみると、顕著な低血糖と腸内環境の乱れが判明しました。

腸の炎症を抑え、低血糖を起こさないための食事指導を行うとともに、栄養補給のための少量のサプリメント（栄養補助食品）を使用しました。

すると、3カ月後には朝起きられるようになり、半年後には集中力が改善し、1年後には学年トップの成績になりました。

さらに現在は、英語のスピーチコンテストに向けて特訓中とのことです。

私は栄養療法医として、原因不明の慢性疲労を見続けて20年、これまで2万人以上の患者さんを診てきましたが、このような経過は決して特別なことではありません。

栄養療法で最適な食事を導入できると、体調の改善を通り越して、脳機能を最大限に活用できるようになります。

本書にあるように、現在、日本人の食事はとても乱れています。

まさに、「毒メシ」が蔓延《まんえん》している状況です。特に、成長期にあたる子どもたちに与えるダメージは計りしれません。

「子どもの受験対策は、正しい食事を心がけるだけでいい。なぜなら、周りの子どもの食事があまりにも悪いため、勝手に脱落していってくれるから」

これは、私の師匠の言葉です。

厳しい表現に聞こえるかもしれませんが、これが現実で、食事が脳に与える影響はそれほどまでに強いものなのです。

この正しい食事の方法論は、2度のノーベル賞を受賞した天才化学者であるライナス・ポーリング博士によって生み出されました。

彼は「脳は他の臓器に比べて栄養素の影響を受けやすい」ことをいち早く発見し、適切な量の栄養素をとることで、神経や精神の状態を調整できると考え、食事とサプリメントを使った栄養療法を提案しました。

これが、本書の食事療法の根底にある「分子栄養学」です。

発表当初は多くの専門家たちに無視された治療法でしたが、1995年に米国で栄養療法が解禁されてからは、症例や論文が劇的に増加し、現在では治療効果が学会で発表されるまでになりました。


考える、行動する、怒る、悲しむ、喜ぶなどの人間の脳の働きは、すべて神経伝達物質の働きによります。

そして、その神経伝達物質はアミノ酸でできており、毎日とる食べ物が材料になっています。

その神経伝達物質がどのくらいつくられ、どのくらい脳内にとどまるのかも、アミノ酸やビタミン、ミネラルが大きく影響しているのです。

また、脳神経が伝わるための土台は、脂質から成り立っています。脳の乾燥重量（水分を除いた重量）の60％は脂質です。脳の機能は、食べる脂質のクオリティをそのまま反映するといっても過言ではありません。

食べ物は、薬と同様、時にはそれ以上に脳の活動に大きく影響しているのです。

菊池則公さんは、鍼灸師《しんきゅうし》として活動されているかたわら、私の主宰する分子栄養学講座を受講後、いち早く講師となり、講座で教鞭をとりながら、ご自身でも治療家向けの分子栄養学講座を主宰しています。

さらに、治療にも積極的に分子栄養学を取り入れるなどして、さまざまな方面で活躍されています。

また、学習面のノウハウを教えるだけにとどまらず、子どもの持っている力を伸ばすことを科学的エビデンスのある「食」の面からもサポートしていこうとする、兄・洋臣さんの教育者としての姿勢にも感心するばかりです。

本書で紹介された食事や生活習慣の改善法は、豊富な経験に基づき、極めて緻密に考え抜かれており、万人にお勧めできるものです。

それらのメソッドは、私が講座で教えているものと同様であり、私が精神を病んでいる患者さんに処方している内容とほぼ同一です。

30代以降の患者さんに比べて、10代のお子さんは治療への反応が極めて高く、改善までの時間も短くて済む傾向があります。

特に、受験を控えているお子さんは、「毒メシ」から「受かるメシ」への食事改善のアプローチをやらない理由はどこにもありません。

また、受験にかかわらず、すべての子どもたちが健全に成長し、持って生まれた才能を最大に開花させ、命を全うするためにも、「食」への関心をもっと高めていただきたいと思います。

本書の食事法が、日本中の教育者の方に理解され、実践されることを心から願っております。

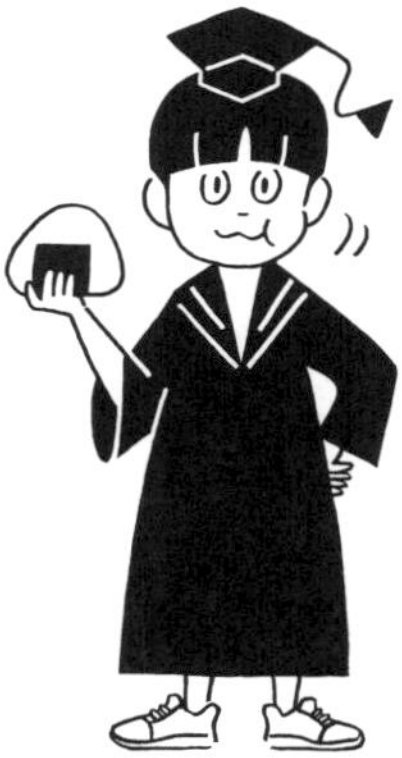

宮澤賢史　（みやざわ・けんし）

医師・医学博士。東京医科大学医学部卒。医科歯科連携診療普及協会理事長。臨床分子栄養学研究会理事長。2004年から栄養療法を開始。がんから糖尿病、リウマチ、精神疾患まで扱う範囲は幅広く、患者数は2万人を超える。現在、治療のかたわら、分子栄養学実践講座主宰、医科歯科連携診療普及協会会長などを兼任。

菊池洋匡（きくち・ひろただ）

中学受験専門塾「伸学会」代表。1981年、東京都生まれ。小学生時代に「算数オリンピック銀メダリスト」になる。開成中学・高校卒。慶應大学法学部卒。東京都の自由が丘、目黒、中野で中学受験専門塾「伸学会」を運営する。開塾4年足らずで生徒数は300名を超え、全学年が満席状態。心理学や脳科学の裏付けに基づく教育法は、多くの子どもに再現可能で注目が集まっている。

https://www.singakukai.com/

菊池則公（きくち・のりまさ）

栄養学イノベーションコミュニティ代表管理者。1983年、東京都生まれ。東京衛生学園専門学校はりきゅう学科卒。東京都の自由が丘で「きくち針灸院」を運営。東洋医学の視点と分子栄養学の視点を組み合わせ、ロジカルに汎用性を持たせた施術法の開発に努める。Facebookでは900名の治療家コミュニティを持ち、日々情報配信を行う。

https://atopix.jp

子《こ》どもが天《てん》才《さい》になる食《しょく》事《じ》

2週間《しゅうかん》で脳《のう》が生《う》まれ変《か》わり成績《せいせき》アップ！

2020年 9 月17日　初版発行
2023年11月 5 日　6 版発行

著　者・・・菊池《きくち》洋匡《ひろただ》・菊池《きくち》則公《のりまさ》
監修者・・・宮澤賢史
発行者・・・山下直久
発行・・・・・株式会社KADOKAWA
〒102-8177　東京都千代田区富士見2-13-3
電話0570-002-301（ナビダイヤル）
印刷所・・・大日本印刷株式会社

ISBN 978-4-04-604726-7　C0077